A LINGUAGEM DOS SENTIMENTOS

Dados Internacionais de Catalogação na Publicação (CIP)
(Câmara Brasileira do Livro, SP, Brasil)

Viscott, David.
    A linguagem dos sentimentos / David Viscott [tradução de Luiz Roberto S. S. Malta]. - São Paulo: Summus, 1982.

    Título original: The language of feelings
    Bibliografia.
    ISBN 978-85-323-0142-0

    1. Emoções I. Título.

82-0651   CDD-152.4

Índice para catálogo sistemático:
1. Emoções : Psicologia 152.4
2. Sentimentos : Psicologia 152.4

www.summus.com.br

Compre em lugar de fotocopiar.
Cada real que você dá por um livro recompensa seus autores
e os convida a produzir mais sobre o tema;
incentiva seus editores a encomendar, traduzir e publicar
outras obras sobre o assunto;
e paga aos livreiros por estocar e levar até você livros
para a sua informação e o seu entretenimento.
Cada real que você dá pela fotocópia não autorizada de um livro
financia o crime
e ajuda a matar a produção intelectual de seu país.

A LINGUAGEM DOS SENTIMENTOS

David Viscott

summus
editorial

Do original em língua inglesa
THE LANGUAGE OF FEELINGS
Copyright © 1976 by David Viscott, M.D.
Reprinted by arrengement with Arbor House Publishing Company
Direitos desta tradução adquiridos por Summus Editorial

Tradução: **Luiz Roberto S. S. Malta**
Capa: **Ariane Daniela Cole**

Summus Editorial
Departamento editorial
Rua Itapicuru, 613 – 7º andar
05006-000 – São Paulo – SP
Fone: (11) 3872-3322
http://www.summus.com.br
e-mail: summus@summus.com.br

Atendimento ao consumidor
Summus Editorial
Fone: (11) 3865-9890

Vendas por atacado
Fone: (11) 3873-8638
e-mail: vendas@summus.com.br

Impresso no Brasil

Para Kathy

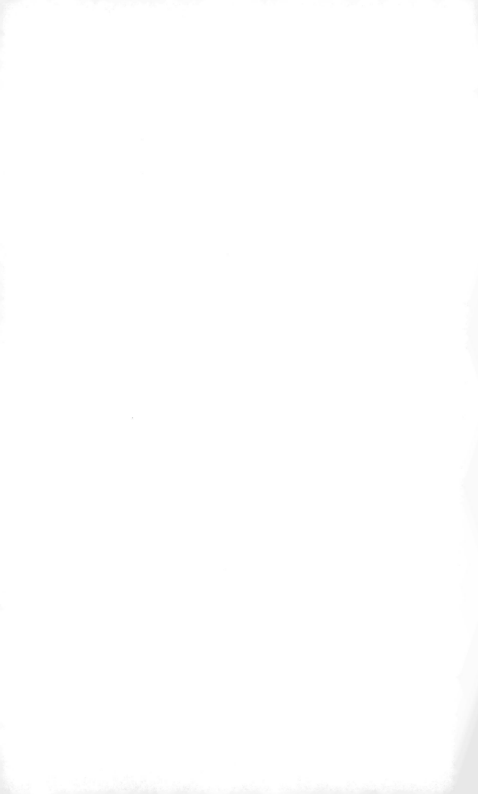

AGRADECIMENTOS

O Autor agradece a ajuda de Jayne Chamberlin na organização das notas preliminares para este original. E agradece, profundamente, a Donald Fine, seu orientador e editor, pelo cuidado e paciência que demonstrou ao trabalhar num livro dos mais difíceis.

ÍNDICE

Nota do Autor 11

1. Os sentimentos 17

2. A mágoa e a perda 31

3. Ansiedade 47

4. Raiva 69

5. Culpa 89

6. Depressão 109

7. Como se livrar da dívida emocional e tornar-se
   aberto 119

Posfácio 133

NOTA DO AUTOR

Nossos sentimentos são nosso sexto sentido, o sentido que interpreta, organiza, dirige e resume os outros cinco. Os sentimentos nos dizem se o que estamos experimentando é ameaçador, doloroso, lamentável, triste ou alegre. Os sentimentos podem ser descritos e explicados de maneiras simples e diretas. Não há nada de místico ou mágico sobre eles. Os sentimentos formam uma linguagem bem própria. Quando os sentimentos falam, somos compelidos a ouvir — e às vezes a agir — mesmo que nem sempre compreendamos o por que. Não estar cônscio dos sentimentos de alguém, não compreendê-los ou não saber como usá-los ou expressá-los é pior do que ser cego, surdo ou paralítico. Não sentir é não viver. Mais do que qualquer outra coisa, os sentimentos nos tornam humanos. Os sentimentos nos tornam todos parentes uns dos outros.

Os sentimentos são nossa reação ao que percebemos e, por sua vez, eles colorem e definem nossa percepção do mundo. Na verdade, os sentimentos *são* o mundo em que vivemos. Pelo fato de tanto do que sabemos depender de nossos sentimentos, ficando à mercê das ondas, em sentimentos confusos ou indistintamente percebidos, somos esmagados por um mundo confuso.

Ao escrever este livro, meu objetivo foi o de explicar a natureza dos sentimentos — o que eles significam, como funcionam, de onde procedem, e como compreendê-los e usá-los. A interpretação que aqui ofereço deriva tanto de meu treinamento e experiência na prática, assim como deriva de minha familiaridade comigo mesmo, de minha autocompreensão, a qual, malgrado incompleta, está ainda promissoramente se desenvolvendo. Desenvolvendo minha perspectiva, mais tomei consciência de minhas próprias limitações, e tentei tomar o cuidado de fazer com que elas não se intrometessem. Não pretendo ter todas as respostas. Não obstante, adquiri um certo conhecimento dos sentimentos ao longo dos anos, e tentarei registrar estes vislumbres de uma maneira tão direta e simples quanto possível.

A linguagem dos sentimentos é a maneira pela qual nos relacionamos conosco mesmos, e se não podemos nos comunicar conosco mesmos, simplesmente não podemos nos comunicar com os outros. Como afirmei, percebemos o mundo através de nossos cinco sentidos. As impressões sensoriais desta maneira a nós retransmitidas precisam ser novamente integradas por cada um de nós. A maneira pela qual cada um de nós percebe — com qualquer um dos sentidos — varia mas não varia tanto quanto a maneira pela qual o mundo faz sentido. Este processo de integrar o mundo ao nosso próprio estilo é um processo mental básico. É também o processo criativo.

Nossos sentimentos são nossa reação ao que percebemos através dos sentidos e podem modelar nossa reação ao que experimentarmos no futuro. A pessoa que carrega consigo muita raiva não apaziguada, por exemplo, provavelmente achará o mundo que encontra também *raivoso* e, assim, justifica e perpetua seu próprio sentimento de raiva.

Acredito que isto sugere que em grande parte o mundo é criação da gente mesmo. Na verdade, o mundo *está* consideravelmente mais sob nossa influência do que a maioria de nós se dá conta. Quando a pessoa assume a responsabilidade por seus sentimentos, assume também responsabilidade por seu mundo. Compreender os sentimentos é a chave para o domínio de nós mesmos, para achar a verdadeira independência, que é atingir o único poder real digno de se ter. Se bem que esta idéia implica em que cada um de nós é responsável por si mesmo, ela também significa que muito existe que cada um de nós pode fazer para endireitar as peças desconjuntadas de sua vida para harmonizá-las. Verdadeiramente, desconfio que, se cada pessoa aceitasse a responsabilidade de pôr em ordem seu próprio mundo emocional, o mundo como um todo poderia também tornar-se mais real, mais harmonioso e, quiçá, mais pacífico.

Espero que este livro ajude a desfazer alguns dos mistérios dos sentimentos, que torne mais possível às pessoas reconhecerem e compreenderem o que sentem, que mostre onde provêm seus sentimentos e para onde eles estão indo, de forma que eles, os sentimentos, possam ser aliados nossos — em vez de serem inimigos nossos — no caminho de nosso natural progresso. Não proponho nenhuma maneira fulminante ou que esteja "na onda" para conseguir isto. O método básico é a compreensão, e espero que através dela todo leitor tenha uma nova consciência de si próprio.

Provavelmente, muito existe nestas páginas em que praticamente todo mundo já pensou ou, no mínimo, já sentiu antes. Este livro tenta dar uma certa ordem a isto e, por conseguinte, tenta ser mais útil — para mostrar uma linguagem dos sentimentos e, por isso, articular uma sintaxe das emoções.

À medida que a pessoa se abre mais em relação a seus sentimentos, menos necessidade existe de se guardar das coisas ameaçadoras do mundo, porque, em vez de se ocultar dos sentimentos, a pessoa aberta usa-os como um guia que interpreta o mundo que ela está experienciando. As pessoas que se apóiam tão-somente em seu intelecto para descobrirem seu caminho pelo mundo, não têm a probabilidade de estarem em harmonia como as pessoas que também usam seus sentimentos. As realizações mais elevadas do homem não estão na precisão de sua ciência, mas na perfeição de sua arte. A arte humana é o louvor de seus sentimentos em seu ponto mais coerente. A realidade não pode ser compreendida sem levarmos em conta os sentimentos. As abstrações do intelecto e do raciocínio são importantes, mas quando perdem contato com os sentimentos, abrem passagem para atos inumanos e destrutivos. Quando perdemos contato com nossos sentimentos, perdemos contato com nossas qualidades mais humanas. Vivendo em nossos sentimentos, estamos mais em contato, mais vivos. Parafraseando Descartes, nada mais verdadeiro do que "Sinto, logo sou".

Espero neste livro construir uma estrutura contra a qual o leitor possa examinar seus próprios sentimentos e sua vida. Assim fazendo, espero também oferecer um guia que permita aos sentimentos acharem sua expressão mais natural de um modo tanto quanto possível aceitável, e que no processo esses mesmos sentimentos tenham a melhor probabilidade de resolver os conflitos e de encorajar o crescimento. Podemos administrar nossos sentimentos de modo defensivo ou criador, aquele voltando-se para dentro de si mesmo, este num expressivo fluxo para fora do indivíduo.

Acredito que tudo isso seja realmente uma determinação muito grande, e que, quando muito, pode ser apenas incompletamente atingida. Espero que o leitor pegue as idéias e os métodos aqui sugeridos e os use como os vê para resolver os enigmas, para reunir os detalhes de sua própria experiência e, a partir daí, criar sua própria vida melhor, por si mesmo e para si mesmo.

DAVID VISCOTT

Considerando que o sentimento
é quem primeiro presta alguma atenção
à sintaxe das coisas, ele jamais
a beijará por inteiro;

— E. E. CUMMINGS

CAPÍTULO UM

OS SENTIMENTOS

Os sentimentos são a maneira como nos percebemos. São nossa reação ao mundo que nos circunda. São a maneira pela qual percebemos que estamos vivos. Quando nossos sentimentos estão consolidados, experimentamos nosso maior grau de consciência. Sem sentimentos não há existência, não há vida. Falando com simplicidade, cada um de nós *é* os sentimentos que tem. Aquilo que sentimos a respeito de qualquer coisa reflete nossa história e desenvolvimento, nossas influências passadas, nossa agitação presente e nosso potencial futuro. Compreender nossos sentimentos é compreender nossa reação ao mundo que nos circunda. Sem consciência do que significam nossos sentimentos, não há uma *real* consciência da vida. Nossos sentimentos resumem o que experimentamos e nos dizem se o que estamos experimentando é agradável ou doloroso. Não existem duas pessoas que tenham a mesma maneira de integrar o que percebem. A realidade que fazemos derivar de nossas percepções, em grande parte, é criação de nossas próprias necessidades e expectativas. Mesmo assim, existem maneiras comuns mediante as quais tomamos uma atitude para com nossa reação a uma experiência — nossos sentimentos. Não importa como juntamos os fragmentos deste mundo dentro de nossa perspectiva, existem

17

padrões universais para com os sentimentos, e estas reações são previsíveis e facilmente compreensíveis.

Se bem que cada um de nós pode diferir naquilo que pensa ser importante, somos todos muito parecidos na maneira como reagimos, por exemplo, a uma perda importante. Quando a experiência humana é reduzida a tais sentimentos básicos, é possível termos compaixão pelos outros, porque os sentimentos irmanam toda a humanidade. Quando principiamos a compreender isso, evaporam-se muitos dos mistérios da vida.

Os sentimentos são a reação mais direta à nossa percepção. Quando usamos só as palavras para descrever aquilo que percebemos, na verdade estamos tentando dominar nossos sentimentos, mais do que experimentá-los. O pensamento é muito mais um modo indireto de enfrentarmos a realidade do que o sentimento. São os sentimentos que nos dizem quando alguma coisa é dolorosa e machuca, porque os sentimentos *são* o machucado. O pensamento explica o machucado, justifica-o, racionaliza-o, coloca-o dentro de uma perspectiva.

As pessoas mais inteligentes não têm uma vantagem em particular sobre as outras na compreensão do que sentem. Verdadeiramente, uma grande inteligência muitas vezes é um severo empecilho quando é utilizada para racionalizar sentimentos e oferecer desvios enganosos que nos afastam da verdade. Todos nós conhecemos gente inteligente que parece não ter a mínima noção de seus sentimentos, resultando companheiros muito fracos e indignos de confiança, porque deformam o mundo, se bem que às vezes o façam com uma convincente elegância, e até mesmo com graça, ainda que essas pessoas permaneçam muito longe de se compreenderem a si mesmas. Tais pessoas parecem atuar melhor dentro dos estreitos limites de seu sistema intelectual, que lhes propicia um cantinho seguro do qual elas observam o mundo, comentando-o com conhecimento de causa — e, ainda assim, permanecendo por fora das principais correntes do sentimento humano.

Tais pessoas concentraram-se num aspecto do crescimento humano: o ordenamento dos detalhes pela lógica. Nesta esfera intelectual, formam-se defesas. Em lugar de palavras, usam-se sentimentos. Cria-se, a partir de conceitos, um mundo bidimensional, e não se confia nos sentimentos porque, literalmente, eles tanto nos desarmam...

O mundo é tão complicado que não podemos nos apoiar tão-somente em nossa capacidade intelectual de avaliarmos nossas percepções. Percebemos um grande número de estímulos e precisamos lutar por um denominador comum. Nossa capacidade de pensar permite que formemos conceitos e classifiquemos nossas impressões. Felizmente, todavia, há atalhos no processo mental, e o vínculo mais facilmente compreendido entre os estímulos exteriores e as impressões que percebemos é um estímulo. Por exemplo: podemos experimentar um súbito temor, a nos advertir que nossa sobrevivência está sendo ameaçada muito antes de sermos capazes de formarmos um conceito mental que nos leve à mesma conclusão. Não obstante, às vezes, permitimos que nossos sentimentos dêem um colorido a nossas percepções. Ainda que isto possa nos tornar mais alertas e faça com que nos protejamos melhor, isto também pode deformar o mundo que percebemos — especialmente quando nos sentimos abertamente vulneráveis a ele.

O mundo é um quebra-cabeças que cada um de nós ajunta de modo diferente. Mas. cada um de nós pode aprender a lidar com ele usando nossos dons naturais de uma maneira mais eficaz — o que inclui aprender a sentir de maneira mais sincera. Quanto mais sinceros nos tornarmos, mais energia teremos para nos haver com os problemas aos quais temos que fazer face. Estar em contato com nossos sentimentos é a única maneira pela qual sempre poderemos ser o melhor de nós mesmos, a única maneira de nos tornarmos abertos e livres, a única maneira pela qual poderemos ser nós mesmos. Encarar o mundo de modo intelectual é diferente de "senti-lo", assim como estudar um país mediante um livro de geografia é diferente de viver nele.

Se você não efetuar um autêntico mergulho em seus sentimentos, você não estará vivendo no mundo real. Os sentimentos são a verdade. Aquilo que você com eles fizer é que decidirá se você viverá na verdade — ou na mentira. Usar defesas para tentar dominar os sentimentos pode conduzir a uma deformação de nossa percepção da verdade, mas não altera aquela verdade. Explicar satisfatoriamente os sentimentos não os resolve nem os exorciza. Eles estão aí: precisamos lidar com eles. Jogar a culpa para cima dos outros não tira seu ferrão, nem reduz sua intensidade. Os sentimentos podem ser disfarçados, negados, racionalizados, mas um sentimento doloroso não se retirará enquanto não tiver percorrido sua trajetória natural. Na verdade, quando um sentimento é evitado, freqüentemente seus efeitos dolorosos são prolongados e torna-se cada vez mais difícil lidar com ele.

Compreender os efeitos emocionais e psicológicos da dor é útil para compreendermos sua natureza física. Fisiologicamente, a sensação de dor é transmitida através de fibras nervosas específicas e é percebida quando qualquer receptor sensório é sobrecarregado além de sua capacidade normal de receber e transmitir informações. Quando a pressão se torna severa demais ou a temperatura demasiado quente, ou o som alto demais, o estímulo não mais é percebido como pressão, temperatura ou som, mas como dor. Uma corrente elétrica, chamada de corrente de dano, inicia-se na terminação do nervo e é enviada para o cérebro. O impulso doloroso produz uma reação de rejeição que faz com que removamos a parte ameaçada do corpo do perigo — reação que muitas vezes ocorre automaticamente.

Essa reação de rejeição é fundamental para a

compreensão dos sentimentos humanos porque os sentimentos humanos dolorosos produzem uma corrente de dano, informando-nos de que estamos em perigo e de que precisamos nos proteger. Os sentimentos podem ficar sobrecarregados, assim como o pode qualquer outro sistema de energia.

Quando há ameaça de dano emocional, nossa reação natural é evitá-lo. Não sendo possível evitar o dano, ele deve ser aceito como uma verdadeira ameaça, isto para que nos preparemos para reduzir a extensão do dano, de forma que possamos decidir qual o melhor remédio. Da mesma forma que durante o desenvolvimento do esforço da criança para se tornar independente, assim também no processo de dano e cura há um tempo para apoio e assistência, e um tempo em que a pessoa por si mesma precisa se auxiliar, ao longo do processo de cura, que também é um período de crescimento.

Às vezes, no entanto, reagimos de maneira excessiva a sentimentos dolorosos e construímos defesas impenetráveis. Quando nossos sentimentos são modificados por tais defesas, separando-nos da dor, pode se tornar difícil governar os sentimentos, simplesmente porque perdemos o problema de vista.

Existe um tempo para as defesas, e um tempo em que devemos pô-las de lado. A finalidade das defesas é proteger contra danos ulteriores, dando-nos alguma distância e tempo. Quando elas são usadas com muita largueza para encouraçar-nos de todas as dores, elas usam tanta energia que têm quase que o mesmo efeito depauperador do próprio dano. A energia que é consumida pelas defesas vai para a edificação e manutenção de uma barreira para a realidade. Cada um de nós necessita encontrar um equilíbrio entre a dor e a defesa e se apoiar em sua própria experiência como guia. Se bem que, freqüentemente, temos pouca escolha quanto a usar ou não uma defesa, podemos rebaixar nossas defesas suportando tanta dor quanto podemos tolerar até que a maior parte da dor se tenha ido. Não é fácil, requer coragem, mas funciona.

Basicamente, existem duas espécies gerais de sentimentos: positivos e negativos. Os sentimentos positivos ampliam nosso senso de força e de bem-estar, produzindo prazer, uma sensação de inteireza, vida, plenitude e esperança. Os sentimentos negativos interferem no prazer, consomem energia e nos deixam exauridos, com uma sensação de truncamento, vazio e solidão. Os sentimentos positivos são alegres, como as manifestações sexuais entre duas pessoas que se preocupam uma com a outra ou como o sentimento de reencontrarmos um amigo ou de termos alcançado uma meta de há muito procurada. Os sentimentos negativos têm o impacto da perda, como a percepção de "pequenas mortes" — para onde quer que olhemos. Os sentimentos positivos muitas vezes encontram sua expressão em trabalhos criativos, como uma obra de arte ou uma nova idéia; também podem ser um ato de amor ou de bondade. Há neles uma sensação de renovação.

A finalidade de compreender seus sentimentos, permitindo-lhes que fluam até sua natural conclusão é tornar-se tão aberto e tão livre de sentimentos negativos, de tal forma que você possa tornar seu próprio eu mais elevado, mais criativo e mais produtivo. Mais elevado, porque você está cada vez mais livre do peso das defesas que têm suas raízes no medo e na dor. Mais criativo, porque sua energia está sendo manifestada externamente de uma maneira positiva, realçando o que quer que entre em contato com você de uma maneira única. Mais produtivo, porque suas energias não mais são exauridas pela necessidade de impedir que os sentimentos se exprimam, e você ganha força exprimindo-os de uma maneira natural.

Quando você sofre os danos emocionais que todos nós, de vez em quando, precisamos sofrer, você poderá se sentir exaurido de energia e sentir-se ferido e desesperançado durante algum tempo. Isto é o resultado natural de sofrer um dano. Se você se permitir experimentar os estágios naturais do dano emocional sem tentar evitar a realidade, você será capaz de dissipar de maneira mais completa sua dor. Sua energia retornará mais depressa e, com ela, sua criatividade e sua produtividade.

Os sentimentos devem refletir o presente e propiciar uma perspectiva pessoal sobre os eventos com os quais você está se defrontando. Isto não significa que não haja lugar, no presente, para recordações de tempos felizes ou de eventos tristes. Antes, significa que os sentimentos devem derivar — basicamente — do que está acontecendo agora, não de acontecimentos passados irresolvidos. Assim, logicamente, tentaremos estabilizar a dor do passado e estaremos livres para recordar os detalhes de nossa vida segundo a perspectiva da compreensão — o que abre caminho para um contínuo crescimento. O passado não deve ser cingido a uma rígida memória que tenha sido mantida defensivamente, por exemplo, para apoiar uma impressão favorável de nós mesmos. Quando bloqueamos as partes do passado que são pouco lisonjeiras ou que são embaraçosas, freqüentemente perdemos mais do que esperávamos. As defesas que bloqueiam recordações desagradáveis também bloqueiam recordações agradáveis. E essa incapacidade de recordar o que é positivo nos furta energia e alegria, e nos impede de formar e manter uma atitude otimista. O ideal é estar livre da necessidade de distorcer a realidade, de forma tal que, se você quiser, poderá evocar sentimentos do passado e estar livre para reexaminá-los e arranjá-los, dispô-los de outra forma.

Este processo de resolver problemas emocionais ao longo da vida torna possível um real crescimento e desenvolvimento. Os aspectos desenvolvimentistas da infância, por exemplo, reaparecem constantemente como conflitos em nossas vidas e continuam a nos modelar. Se permanecermos abertos, poderemos continuar a crescer. Se formos fechados e defensivos, desperdiçaremos nossas energias e nunca realizaremos nosso potencial. A característica da fase mais inicial de nosso desenvolvimento é a dependência; a meta da vida é chegar à consecução da independência. A característica da fase seguinte é de domínio e controle; a meta de vida é conseguir liberdade. E a etapa seguinte é a de identidade, incluindo a sexual; a meta de vida é simplesmente estar à vontade, sendo você mesmo e aceitando seus sentimentos sem fingimento.

A adolescência é a primeira oportunidade de passarmos de novo por essas etapas iniciais, uma chance de testarmos a validade de concepções prévias, a força das defesas iniciais. É também tempo para reconsiderar concessões oriundas do medo de perdermos o amor de um de nossos pais, do medo de perdermos o controle sobre nossas emoções, do medo de constrangimentos. De modo bem típico, os adolescentes exibem um padrão amplo e em constante variação de defesas, atordoando as pessoas que os rodeiam ao modificarem sua posição sobre assuntos controvertidos tais como a autoimagem, de um momento para o outro. O adolescente se vê às voltas com todas as lições que se supunha que ele tivesse aprendido de há muito — ou, pelo menos, que seus pais *esperavam* que ele tivesse dominado. Não admira que ele pareça atordoado.

Conforme as energias sexuais vão emergindo, e os adolescentes buscam expressão, elas tendem também a fazê-lo sentir-se sem controle sobre si mesmo. Elas criam sentimentos e fantasias que ele pode não achar aceitáveis e ele pode atuar de um modo autodestrutivo para se punir. O adolescente às vezes se sente "amalucado" e muitas vezes assim procede. O retrato clássico do turbilhão da adolescência nos é bastante familiar, com suas mudanças de estado de espírito e suas ações a partir de sentimentos.

O comportamento do adolescente é sua linguagem para exprimir seus sentimentos. É tão válido para ele como é para os adultos desabafar. Quando um pai fica em pânico diante da rebelião do "seu" adolescente, ele tende a reforçar os piores temores de seu filho a respeito de si mesmo. O pai, então, parece fora de controle ao adolescente, que agora pode crer que *ninguém* pode ajudá-lo, e isto pode conduzir a um severo teste dos limites e choques com a lei.

Com freqüência, os pais tentam reprimir os sentimentos em seus filhos, sentimentos a respeito dos quais eles próprios se sentem pouco à vontade. A desonestidade dos pais de se recusarem a admitir seus próprios sentimentos pode tornar seus filhos ainda mais rebeldes — o adolescente pode, assim, perceber ou detectar a defesa do "adulto".

Na verdade, determinados pais encorajam secretamente as atitudes de seus filhos e vivem uma falsa realização à medida que seus filhos fazem coisas que eles gostariam de ter tido a coragem de fazer, quer quando eles próprios eram adolescentes, ou naquele momento mesmo. O pai que se sente como que numa armadilha, no casamento, por exemplo, pode encorajar seu filho a fugir e, então, segui-lo-á em sua fantasia.

Assim como a adolescência propicia uma segunda oportunidade para que a criança domine problemas irresolvidos de sua experiência de vida até então, ela, com freqüência, provoca uma segunda adolescência no pai. Como se diz, a criança pode não só ser pai para o homem que está dentro dela, mas também para o pai sem criança também.

Tente não se esquecer disso: Se você não considerar importantes os sentimentos de seus filhos, como pode querer que eles ajam de acordo com seus melhores interesses, ou seja, na melhor expressão de seus sentimentos? Tanto adiar o momento em que a criança assume a responsabilidade por seu próprio comportamento, ou forçá-la prematuramente a assumir tal responsabilidade, causa problemas — sentir-se irado e sufocado, por um lado, e sentir-se abandonado e esmagado, por outro.

Diz-se que o adolescente cresceu quando pode fazer o que quer — incluindo aquilo que seus pais favorecem. Os bons pais não tornam esta escolha ainda mais difícil opondo-se a algo que seus filhos desejam, simplesmente, por terem medo de seus próprios sentimentos. Nos anos que se seguem à adolescência, as controvérsias do passado continuam se apresentando e, no mínimo, parcialmente resolvidas conforme a idade remove as defesas mesmo da mais forte resistência. Nos anos posteriores, não adianta mentir. O espelho diz a verdade e precisamos aceitá-la. O que não é, necessariamente, uma confrontação com os fatos; significa também aprendermos a desfrutar com alegria o que nos *agrada*. É muito ruim que não soubéssemos antes o que agora sabemos sobre nós mesmos — que somos agora o que somos e temos sido o tempo todo. Como é difícil simplesmente aprender a šer!

Como aprendemos a ser? Abrindo-nos aos sentimentos. E como atuam os sentimentos? Qual é o processo natural pelo qual eles se tornam patentes? Vamos, em poucas palavras, dar um exemplo. Comecemos com a ansiedade. Ela é um sentimento negativo; mas, como vimos, os sentimentos negativos podem ser convertidos em resultados positivos se soubermos como lidar com eles.

Ansiedade é o medo de um mal ou de uma perda, quer real, quer imaginária, que ainda não ocorreu nem tem ocorrido, mas que não foi plenamente aceita.

Quando uma pessoa experimenta um mal ou uma perda, ela sente dor.

A dor cria um desequilíbrio e exige uma reação energética. Essa reação corretiva precisa ser dirigida para fora, para a fonte da dor. A expressão dessa energia chama-se raiva.

Se essa energia não puder ser manifestada externamente, como raiva mas, pelo contrário, for dirigida para dentro do eu, é apreendida como culpa.

Se essa culpa não for logo aliviada pela aceitação da raiva inicial como uma reação razoável ao mal inicial, ela se volta contra a pessoa que a sente. A culpa se aprofunda e se torna depressão. E a depressão pode destruir a pessoa e consumir toda a sua energia.

ANSIEDADE É O MEDO DA MÁGOA OU DE PERDA.

A MÁGOA OU A PERDA CONDUZEM À RAIVA.

A RAIVA CONTIDA CONDUZ À CULPA.

A CULPA, NÃO ALIVIADA, CONDUZ À DE-PRESSÃO.

Tais sentimentos fluem naturalmente quando você sofre uma perda. Existem três tipos principais de perda: a perda de alguém que ama você ou a perda de seu amor ou de seu senso de ser amado; a perda de controle; a perda da auto-estima. Cada sensibilidade particular à perda origina-se de uma fase específica do desenvolvimento no início da infância. Claro que todo mundo é sensível a todas essas perdas — amor, controle e auto-estima — mas, quando uma pessoa é especialmente sensível a um tipo de perda, ela tende a usar um certo conjunto de defesas ao enfrentar esta perda. A pessoa que tem pavor de perder o controle, por exemplo, encara o mundo em termos de controle. Ela reage a cada perda como se fosse um reflexo de sua perda pessoal de controle. De maneira semelhante, outras pessoas interpretam todas as perdas como prova de que não podem ser amadas e algumas vêem todas as perdas em termos de estima pessoal diminuída.

Mais à frente, falarei com mais detalhes sobre estes três tipos de perda. Mas, em geral, a maneira como você encara uma perda depende do ponto em que você está em seu próprio desenvolvimento emocional.

A convicção de que, simplesmente, precisamos ser perfeitos é comum a todas estas distorções pessoais de perda. Decidimos que nossas próprias imperfeições, que normalmente temos dificuldade em admitir, são responsáveis pelo mal que nos atinge. Se pensarmos que estamos em falta mas, na verdade, não pudermos admitir isto, é provável que passemos a vida toda tentando provar que somos sem falhas.

Obviamente, não existe ninguém sem falhas, mas é muito mais salutar encarar as falhas e aprender como nos havermos com elas, do que negar sua existência. Ao mesmo tempo, cada um de nós é responsável por vivermos a melhor — quer dizer, a mais plena — vida que formos capazes de viver. Desconfio que essa responsabilidade pode ser assustadora para quem sempre a evitou, mas ela é também muito liberadora a partir do momento em que você adere verdadeiramente à idéia.

Quem mais senão você aceitaria a responsabilidade por seus sentimentos — sua vida?

Quem senão você, possivelmente, poderia saber o que verdadeiramente sente — especialmente se você não se conhece a si mesmo? Outras pessoas poderão fazer polidas conjecturas sobre seus sentimentos, mas a responsabilidade por *sua* jornada através deste mundo está em *suas próprias* mãos. Sempre esteve. Sempre estará.

É na terra de sentimentos que os enganos do passado e os problemas do futuro desenvolvimento têm maior possibilidade de serem reelaborados. Assuntos controversos e defesas que parecem rígidas, com freqüência, podem voltar a fluir mais uma vez, de forma que cada um de nós poderá progredir do ferimento para a cura, da dor para o conforto, da fantasia e defesa para a realidade e aceitação.

Aprendendo a permitir que os sentimentos fluam naturalmente, o mundo que cada um de nós percebe também pode mudar e tornar-se mais real, e nós podemos nos tornar mais exatos, mais *honestos* na maneira como sentimos o mundo. Sem isto, não há probabilidade haver muita felicidade ou realização. A vida será desperdiçada na tentativa de sermos alguma outra coisa que não nosso mais elevado e nosso mais verdadeiro eu.

Não tenha receio de ser você mesmo, de ficar por detrás de seus sentimentos sem fingir que eles não são importantes. Quem é este eu? Quem é você? Você é a pessoa que está experienciando seus sentimentos, criando seu mundo.

CAPÍTULO DOIS

A MÁGOA E A PERDA

A mágoa também é conhecida como estar perturbado. Estar perturbado é uma expressão polivalente usada para descrever, sem admitir demais, todas as sortes de sentimentos. Como esbocei no capítulo anterior, as pessoas sentem-se magoadas quando sentem que perderam alguma coisa. Quanto mais importante a perda, mais profunda a mágoa. Muitas vezes, as pessoas não têm consciência do quanto alguma coisa lhes é importante até que a perdem. As defesas que ajudam a enfrentar o mundo, em grande parte, atuam encouraçando a pessoa contra a vulnerabilidade da perda.

Todos nós nos sentimos vulneráveis com relação a algo, e ninguém se sente totalmente seguro. Aceitar a vulnerabilidade, em vez de tentar ocultá-la é a melhor maneira de nos adaptarmos à realidade. Se você atravessar a vida fingindo que nada pode magoá-lo, ou que só um limitado conjunto de perdas pode magoá-lo, você está fazendo algo mais do que se ludibriar: você está se subestimando. Dizer que você não pode ser magoado é outra maneira de dizer que você não se importa consigo mesmo, com seu mundo ou com as pessoas que nele estão. Se você não é vulnerável à perda, provavelmente seu investimento no mundo não é lá muito profundo.

As pessoas que apenas formam laços superficiais, geralmente, têm pavor de se aproximar das outras. Receiam serem abandonadas, traídas ou rejeitadas, ainda que o estilo de vida que demonstram ao mundo dê aos outros a impressão de que jamais alguma coisa as incomodará. Se alguém elaborou um estilo de vida que sirva de fosso para se isolar, como um castelo medieval, você pode ter certeza de que na vida desta pessoa há muito pouco prazer — qualquer coisa que atue como uma rígida defesa afasta tanto a alegria como a dor. As pessoas rigidamente defensivas, freqüentemente, vivem num mundo que parece ameno e desprovido de cores, oferece pouca excitação ou variedade. Tanta coisa é peneirada pelas defesas dessas pessoas, que sua percepção cinzenta e enfadonha do mundo tende a se autoperpetuar. A alegria se opõe à mágoa. Em vez de algo ser descarregado, algo de preenchedor é dado. As pessoas que não podem aceitar a mágoa geralmente são incapazes de dar prazer. Ambas as coisas requerem uma abertura. Ser aberto significa ser vulnerável — ser capaz de sentir mágoa e de dar prazer.

Todo mundo já passou por uma mágoa na vida. Muitas vezes as perdas mais óbvias, mesmo para um observador casual, são difíceis de se reconhecer, porque ficamos mais magoados especialmente onde nossas defesas operam. Descobrir o que significa uma perda, para você, é o primeiro passo para compreender a dor da mágoa e sobrepujá-la.

As crianças tendem a se sentir inseguras e vulneráveis por serem pequenas e relativamente indefesas e dependentes da força de outrem. Elas têm de estar em paz com seu benfeitor, o que implica em não fazer nada que as afaste de seu relacionamento de proteção. Os jovens não se sentem donos de si mesmos. Não sentem que podem ser eles mesmos sem algum risco de perderem sua proteção. Ao crescermos, aprendemos que, por mais poderosa que fosse a pessoa que nos protegia, nem sempre podíamos contar com ela para nos proteger e, mesmo que ela pudesse, nem sempre essa pessoa sabia o que é que nos ameaçava, do que é que nos deveria proteger. A condição infantil de ser vulnerável também implica em estar aberto. Mas a maioria das pessoas não pode suportar por muito tempo esta condição sem logo se tornarem defensivas. Preferimos ser protegidos antes do que nos arriscarmos a sermos abertos à mágoa. Para aceitar a vulnerabilidade sem nos tornarmos defensivos, precisamos de uma crença básica em nossa própria bondade e força interior, a crença de que, aconteça lá o que acontecer, de alguma maneira, conseguiremos o controle da situação. Você também precisa entender que, sejam lá quais forem suas imperfeições, seus defeitos, elas não são privilégio seu, nem são muito diferentes das dos outros. Nem chegam, outrossim, a serem tão ruins quanto você supunha. Quando você tiver oportunidade de trocar opiniões e experiências com os outros, você constatará que há, na verdade, muito poucas pessoas com as quais você gostaria de trocar problemas.

O grande momento decisivo para a maioria das pessoas é aceitar sua insegurança e parar de tentar ocultá-la. Brilhante dia é aquele em que a pessoa entende que suas imperfeições são apenas humanas e que tentar esconder os problemas só os torna mais óbvios aos olhos dos outros e, até, mais difíceis de corrigir. Quando se despeja energia para encobrir defeitos, pouca energia sobra para corrigir esses mesmos defeitos. O essencial é fazermos uso de nossa experiência e permitir que ela ponha em foco nossas imperfeições, assim como nossas pujanças. Este processo nos define. Por que desperdiçar tempo salientando os defeitos que você vê nos outros mas que não está disposto a encarar em si mesmo?...

A mágoa demonstra para você o que é mais importante, mais claramente, do que qualquer outro sentimento. Ela faz isso, especialmente, nas pessoas que são vulneráveis, que têm defesa menor contra a mágoa. Você não pode aprender ou amadurecer de uma experiência que você nega, incluindo a experiência de ser magoado. Por sua natureza, a mágoa é difícil de negar. A mágoa *magoa*. Se você aceitar sua vulnerabilidade e encará-la como uma prova de que você está aberto e sensível ao mundo, você estará aceitando que não é perfeito e parará de tentar projetar a imagem de alguém que é perfeito, você poderá se beneficiar bastante com sua experiência de ser magoado — se ver e se compreender, incluindo suas imperfeições, mais claramente, ter a oportunidade de superá-las e de se desenvolver. Se você precisa fingir para os outros que já chegou, você está tão-somente se credenciando para alguma séria perda posterior, quando sofrer a mágoa por não ter alcançado nada com seus fingimentos.

Como nossa energia é limitada, é um desperdício usá-la desnecessariamente, a menos que seja em busca da verdade, para crescer ou para procurar o que há de melhor em si mesmo. Proceder diversamente só nos exaure, porque acabamos tentando justificar o que, simplesmente, não é verdade. E, quando se convoca a energia para apoiar uma mentira, torna-se cada vez mais difícil dizer o que é real — investimos tanto de nós mesmos e de nossa energia no que é falso, que abandonar a mentira pode parecer o mesmo que perder uma parte de nós mesmos. Com o correr do tempo, o medo de aceitar a verdade aumenta e nos força a negar cada vez mais o que é real.

Se o sentimento que de início busca expressão é doloroso, em vez de um sentimento de mágoa ou de raiva com a mágoa, muitas vezes o sentimento doloroso é sepultado e expresso de outra maneira — como um sintoma. Por exemplo, existem dois sintomas compulsivos cujo propósito é desfazer "maus" sentimentos ou rechaçá-los magicamente, tal como num ritual de lavagem compulsiva de mãos. Existem os assim-chamados sintomas de conversão, mediante os quais — em vez de sentimento — uma parte do corpo é simbolicamente afetada, como na verdade ficar cego em vez de "encarar" os sentimentos dolorosos. Existem doenças físicas agravadas emocionalmente, divisão de personalidade, negação da realidade. A lista de sintomas possíveis é interminável. O significado de cada qual é, muitas vezes, altamente pessoal e se torna claro só através do desvendamento do significado dos sentidos simbolicamente contidos nele. Os sentimentos podem ser bloqueados em qualquer ponto ao longo do processo — ante a ameaça, perante a dor, pela raiva, pela culpa ou pela depressão.

O importante é que, a menos que você decida que ser o melhor de si mesmo compensa a dor e o risco de experimentar a verdade quanto aos seus sentimentos, você estará condenado a se deixar conduzir para onde suas defesas o conduzirem. O que é que você, possivelmente, poderia aprender a respeito de si mesmo e de que você já não tenha suspeitado?! Será que você pensa que é tão terrível a descoberta da verdade que ela o destruirá? É raro as pessoas se desorganizarem quando finalmente descobrem a verdade sobre si mesmas. Geralmente, a verdade é que, como todas as demais pessoas, elas são defeituosas, não são tão boas quanto pensavam ser mas, ainda assim, são melhores do que esperavam. Cada um de nós é responsável pela correção dos defeitos que podem ser reparados e pela aceitação daqueles que não podem ser corrigidos, de forma que podemos continuar a crescer e a nos tornar o que nosso potencial sugere.

Se você quer crescer, começando a aceitar o fato de que a exemplo de todas as outras pessoas, você é um ser humano, vulnerável e sujeito à mágoa, derivará daí sua melhor oportunidade para a libertação de um fragmento de verdade.

Algumas pessoas não fingem serem perfeitas; em

vez disso, sugerem o oposto: que são o que há de pior, que não têm qualidades que as redimam, e que a vida delas é sem esperança e inútil. Têm os mesmos problemas defensivos, mas não sabem disso, assim como aqueles que proclamam perfeição. As pessoas que se rebaixam e proclamam sua inferioridade, na verdade estão é dizendo: "Não se preocupe em me atacar, pois eu já me ataquei e já fiz, nesse sentido, trabalho 'melhor' do que qualquer outra pessoa poderia ter feito". Elas se vêem às voltas com uma possível mágoa, tentando neutralizá-la de antemão, desmanchando qualquer crítica em potencial. Na verdade, como elas poderiam ser atacadas quando elas próprias se incumbem do ataque?!... Muito do que elas dizem de si próprias pode ser verdade, mas não tão particularmente verdadeiro como elas levam os outros a acreditarem — elas simplesmente não são tão irrecuperáveis como proclamam ser; estão também tentando dissimular. E o fazem de tal modo, que seus problemas se tornem tão esmagadores que pareceria simplesmente inútil tentar decidir qual problema é mais importante — que dizer então de tentar modificá-los. Por que se importar, então? O objetivo final de se rebaixar é precisamente o mesmo que para aqueles que negam quaisquer problemas. Ambos os grupos acham sem sentido fazer seja lá o que for com relação a seus problemas. Num caso, porque na verdade não têm nenhum problema; no outro, porque só têm problemas.

Face a perdas e mágoas, é notável o quanto todos nós nos parecemos.

Muitos de nós também nos predispomos para sermos magoados. Sermos magoados prova que não estamos em falta, ou que estamos desamparados e que, portanto, não temos responsabilidade por nossas complicações. Pode-se dizer o mesmo, também, quando uma *outra* pessoa é a agressora em nossas vidas. Tais pessoas, com freqüência, usam o fato de estarem magoadas para controlarem os outros, fazendo-os sentirem-se culpados. Elas podem tornar a sua vida miserável se você cair na armadilha delas. Tentam controlar e dirigir, criando situações em que os outros são forçados a fazer *alguma coisa!* E quando os outros fazem, tais pessoas encaram isto como uma mágoa atroz. A "parte ofensora" que caiu na armadilha é levada a se sentir culpada, o que a faz ficar com raiva da pessoa que ela "magoou". Sua raiva o confunde, fazendo-o sentir-se mais culpado por lhe ser difícil ver a "vítima" como um agressor, coisa que realmente é. Sua culpa, agora, o mantém comportadinho, até a próxima vez em que ele se predispõe a este papel.

Não dá para vencer gente assim. Freqüentemente, criam uma situação em que não fazer nada parece ser um consentimento insensível à autodestruição. Mas se você reagir ao desamparo delas, elas apenas ficam magoadas, reclamando que você está interferindo, impondo sua vontade ou açambarcando os direitos delas, elas apenas ficam magoadas, reclamando que você está interferindo, impondo sua vontade ou açambarcando os direitos delas. E se você não ajudar, isto será encarado como a prova de que você não está se importando. Em geral, tais pessoas mantêm sua "indignação" até que tenha passado o momento e aguardam a oportunidade mais vantajosa para atacarem você por seu comportamento negligente. A melhor maneira de lidar com esta gente é, simplesmente, assinalar que, na verdade, elas o predispuseram a magoá-las, que você está zangado por elas o terem manipulado. Apenas, não espere ó tempo suficiente para elas realizarem seus desígnios, diga-lhes assim que você se der conta dos seus sentimentos. A cronometragem é muito importante para os sentimentos.

Os problemas que a pessoa tem ao enfrentar a mágoa são, geralmente, característicos dos seus outros problemas na vida. As pessoas que não podem exprimir a mágoa, muitas vezes se vêem aprisionadas em padrões defensivos que controlam suas reações. Qualquer mágoa que não for expressa deixa alguma dor interior. E a dor implica em energia negativa. Quando você sofre esta dor, ela despoja você de sua energia positiva, que é usada para equilibrar e conter essa mesma dor. A vida parece menos alegre. O pensamento e o sentimento não são livres. A concentração e a produtividade decrescem. Quando a dor de uma mágoa é armazenada, ela continua buscando se exprimir, mas as defesas impedem que ela o faça diretamente. Os sentimentos negativos adiados podem se unir a outros sentimentos negativos ou podem colorir sua percepção de forma que você achará alguma coisa para se sentir magoado em praticamente tudo no mundo que o rodeia. A mágoa refreada pede para ser sentida em qualquer outro lugar. Quando você, por exemplo, recebe um presente, você pode encará-lo como um suborno em vez de encará-lo como um ato generoso. Você está sempre desconfiado, farejando motivos ulteriores ocultos onde nada existe.

A melhor maneira de sair desta situação é tentar identificar a fonte original da mágoa e sofrer em função da mágoa original. Nada resolve melhor uma mágoa que sentir por causa dela mesma. Não é fácil bombardear com exatidão perdas se você sempre está projetando a mágoa, em lugar de reconhecê-la. Se outra pessoa estiver agindo assim, o melhor que você tem a fazer é assinalar sentimentos que pareçam irracionais, tentar encorajar a pessoa a aderir aos fatos.

As pessoas também se sentem magoadas ao perderem uma amizade. Um desentendimento entre amigos pode ser um dos eventos mais dolorosos e desfiguradores da vida. Freqüentemente, as amizades são rompidas pelo fato de um dos amigos ter traído a confiança do outro. Dois amigos partilham a mesma vulnerabilidade. Uma amizade fundada sobre uma vulnerabilidade em comum pode ser íntima e bela. Ambos os amigos têm pontos fracos semelhantes, e cada qual tenta evitar de magoar o outro, assim como ele próprio não gostaria de ser magoado. Os problemas se manifestam quando um dos amigos for incapaz de aceitar alguma mágoa ou perda e, em vez disso, fere o amigo da mesma maneira, exatamente como se confiaria que ele não fizesse. Ele trai a amizade e, pelo fato de atraiçoar uma vulnerabilidade compartilhada, ele também se trai a si próprio. Esta espécie de vulnerabilidade compartilhada exige uma honestidade quase que total de ambos os amigos. A maior mágoa tem sempre suas raízes no fato de se ser desonesto da mesma maneira. Esta é a pior espécie de dor, pois, ao perder um amigo tão íntimo, você se sente como se tivesse perdido uma parte de si mesmo.

A maneira de corrigir semelhante situação é ser inteiramente honesto, permitindo a um amigo exprimir a profundidade de sua dor e ao outro aceitar a crítica por sua insensibilidade, maneira impensada de agir e crueldade. Se um amigo não estiver disposto a admitir sua participação na dor que causou, o outro amigo tem todo o direito de evitar sua proximidade. Por que se deveria buscar a proximidade de alguém que nos magoou profundamente se essa pessoa não está querendo admitir seus enganos e seu papel na mágoa? Pessoa com tão pouca percepção das coisas e tão pouco disposta a admitir sua responsabilidade por suas ações não é lá muito digna de confiança. Se você lhe permitir de novo uma proximidade, sem um novo e mais honesto grau de compreensão, você estará apenas se predispondo a outra mágoa. Se assim fizer, é hora de você se perguntar "por que", porque desta vez estará se predispondo, estará pedindo a mágoa que — já sabe — está vindo. É loucura prosseguir numa amizade tão dolorosa.

Naturalmente, numa amizade verdadeira, ambos os amigos compreendem que, *ocasionalmente*, se magoarão e ficarão magoados. Eles podem aceitar isso não como uma fraqueza, mas como uma prova de que são humanos. Não encaram a mágoa como uma desculpa para descontinuarem uma amizade honesta.

As perdas mais difíceis de suportar são as que não podem ser substituídas, e sim, somente podem ser aceitas. A morte de alguém que você ama terrivelmente. As palavras conciliatórias que você quereria ter dito antes, agora jamais poderão ser ditas. As restaurações que você quereria fazer em seu amor nunca poderão ser efetuadas. É tarde demais. As únicas mudanças que agora podem ocorrer são dentro de você, e em sua atitude.

Muito do que acontece no processo aflitivo se relaciona com a aceitação da perda e com o chegar a um acordo com a raiva que se sente por ter sido abandonado e deixado sozinho. Existe também, freqüentemente, muita culpa quando somos o sobrevivente e quando evocamos velhas e não resolvidas batalhas entre nós, a pessoa afligida, e o ser amado.

Quando as pessoas perdem alguém que amam, elas tendem a fazer uso de todos os modelos de defesa que estiverem à sua disposição. Normalmente, ao ouvir a notícia do falecimento da criatura amada, a primeira reação é de negação. O enlutado muitas vezes repete "não, não, não" como se estivesse tentando negar a realidade da perda. Aprofundam-se os sentimentos de vazio e de isolamento. A pessoa golpeada pelo infortúnio tenta controlar seus sentimentos, limitar a perda e circunscrever a aflição. Ela bem que gostaria de estar louca ou de agir como uma louca para se aliviar da dor. Ofertas simbólicas são feitas principalmente antes, mas também após a perda: por exemplo, "Por que não morri eu?". Sugerem-se barganhas e apresentam-se propostas de reforma e purificação. Não adianta. A dor se aprofunda e o enlutado se acha a si mesmo, tentando fingir que isto jamais aconteceu, ou acreditando em magia, seguindo rituais cegamente, fazendo tudo para manter viva a esperança e afastar a dor. Mas estes fingimentos são instáveis e a dor, com toda a sua tristeza, começa a ser sentida. Pouco a pouco, a energia da pessoa vai sendo drenada, enquanto uma parte do seu mundo que uma vez ela amou vai sendo retirada.

Cada pessoa precisa dissipar seu pesar à sua própria maneira. Algumas perdas jamais são reparadas, e a pessoa aprende a viver com uma sensação de estar incompleto e de tristeza. Em geral, a mágoa por ter sido deixado sozinho, e a raiva por causa dessa mágoa, gradualmente encontram alguma expressão. Geralmente, é contra outra pessoa que não a que morreu, visto que ficar zangado com alguém que morreu — e que era amado — somente faz aumentar os sentimentos de culpa, os quais, no processo de luto, são muito comuns. Assim que a raiva contra o falecido puder ser justificada, a culpa passará. Às vezes, quando as pessoas perderam alguém importante quando eram crianças e depois de adultas perdem mais alguém, o processo de luta se torna ampliado. Tais pessoas parecem recair sobre suas defesas de infância, geralmente de negação, que não funcionam. Ou então, mergulham de novo na perda sofrida na infância como sendo a perda do presente. Outras gastam sua vida tentando exaurir sua culpa vivendo sempre se autopunindo. Elas precisam tentar dirigir para o exterior sua raiva, de forma a poderem se libertar. A mágoa que é inibida pode acabar, eventualmente, roubando do enlutado sua própria vida.

Uma vez mais, sentir mágoa é apenas prova de que você é vulnerável, é humano. Sua mágoa é a reafirmação de sua capacidade de formar vínculos, de se tornar emocionalmente revestido do mundo e de achar sentido nisso.

A pessoa que vive imune à mágoa vive imune à alegria. Não há maneira de evitar a dor se se quiser ficar aberto para o prazer.

Quando você se sentir magoado, pergunte a si mesmo: "O que foi que eu perdi?" Você estava ciente de que era tão importante para você? Se você não estava ciente de que o que perdeu era tão importante, por que não estava? Não estar cônscio de seus investimentos emocionais significa que você é perigosamente vulnerável, incapaz de se ajustar e de se proteger como deveria. Não dá para nos prevenirmos contra todas as perdas mas, pelo menos, você deveria saber o que lhe é importante. De que outra maneira você pode ter uma reação adequada e realista à perda do que lhe é importante?!

Também é importante *como* você experimenta a mágoa. Cada qual tem seus próprios sinais. Algumas pessoas têm dor de estômago. Outras sentem sua mágoa como dor no peito. Você pode ter uma representação física de qualquer sentimento. A tensão e a ansiedade, freqüentemente, são sentidas como uma contração dos músculos no pescoço, assim como em cãibras em qualquer outra parte. Freqüentemente, a raiva traz dor de cabeça. A culpa e a depressão preferem a parte inferior das costas. Assim, quando você olhar para qualquer situação da vida e tiver sentimentos a respeito, observe também suas tais expressões físicas aparecerem bem antes, de modo que você se familiarize com suas reações e possa compreender o que significam seus próprios sintomas físicos. Com freqüência, tais expressões físicas aparecem bem antes de a pessoa ter consciência do sentimento que as causa, tais como as "borboletas" no estômago antes de você perceber que está ansioso. Você não será capaz de usar esta informação física para dela tirar o máximo proveito enquanto não fizer um inventário de seus próprios sentimentos físicos e os relacionar a suas próprias emoções. Pode ser que leve algum tempo para fazer isso, mas os atalhos que este tipo de conhecimento propicia compensam o esforço.

Talvez a perda verdadeiramente mais difícil entre todas de aceitar é a perda que faz você se enxergar através de si mesmo, para se descobrir carente de recursos que inicialmente você era incapaz de admitir para quem quer que fosse — especialmente você próprio. Também isto abre o caminho para a mais importante espécie de crescimento em busca da realidade.

Mesmo correndo o risco de me repetir, gostaria de enfatizar o que eu disse mais atrás, neste capítulo. O que você deve fazer ao ser magoado? Se alguém magoar seus sentimentos, ou lhe provocar dor, exprima sua dor para essa pessoa tão direta e francamente quanto possível. A mais simples maneira de fazê-lo é dizer : "Você magoa meus sentimentos ao agir desta maneira". Pode ser que esta abordagem nem sempre provoque a reação que você gostaria, mas tornar a outra pessoa consciente de sua mágoa é a melhor maneira de reequilibrar seus sentimentos. A mágoa drena as suas energias; compense esta drenagem dirigindo seus sentimentos negativos para fora de si mesmo, livrando-se do fardo da mágoa ou exprimindo sua raiva adequadamente contra a fonte de sua mágoa.

Deixe que sua mágoa se torne problema da outra pessoa, da que a provocou. Essa outra pessoa poderá tentar mostrar-lhe como foi que você próprio ocasionou mágoa ou como foi que você a "municiou" para que ela o magoasse ou, ainda, poderá tentar evitar aceitar a incriminação de outras maneiras. Limite-se a ter certeza de que forma tornou sabida por outrem sua mágoa — e esse outrem é quem o magoou. Isto não significa que você deva ignorar as explicações da outra pessoa, mas não permita que elas interfiram em seu modo de exprimir sua mágoa e sua raiva. Examine as observações da outra pessoa em busca do mínimo indício de verdade que você possa achar nelas. Pode até ser que você tenha predisposto a outra pessoa a magoá-lo. Se o fez, é importante saber disso.

A importância de se pôr em contato com a dor e o prazer na vida, com seus sentimentos e experiências como realmente são, está em que liberta você para fazer um ajuste mais realista e positivo ao mundo. Seus sentimentos precisam fluir naturalmente. É preciso que você acomode seus problemas à medida que ocorrem, direta e francamente. Se você não é capaz de aprender algo a respeito de si mesmo quando está magoado, está perdendo uma oportunidade para crescer ou para modificar a maneira como você lida com o mundo, assim como de conferir a validade de suas expectativas. São as expectativas que determinam como cada um de nós vai de encontro ao mundo. Destarte, nossas expectativas são fontes em potencial de mágoa.

Expectativas... Uma vida que for cheia de expectativas geralmente será cheia de desapontamentos. As vidas mais desesperadas são aquelas em que as expectativas nem de longe são reais. Esperar que as outras pessoas sejam sempre agradáveis e que atuem em função de nossos melhores interesses, mesmo às custas delas próprias, ou crer que outras pessoas querem ouvir a sua triste história ou desfrutar da sua companhia quando você estiver aborrecedor e cansativo, é outra maneira de dizer que você espera que as outras pessoas formem suas disposições de vida a partir das esperanças que você tem em vez de fazê-lo a partir de sua própria experiência e sentimentos. Outras pessoas tendem a tomar cuidado consigo mesmas. Se outras forem as expectativas que você mantém, você está sendo irrealista e desnecessariamente está se predispondo a ser magoado. Os outros não estão aqui para nos servir ou para serem bem-sucedidos com as perdas e as más barganhas que você sofreu: eles estão neste mundo para descobrirem seu caminho da melhor maneira que puderem. As expectativas irrealistas que você tiver sobre o comportamento das outras pessoas, as farão sentir-se usadas e tratadas como objetos sem sentimentos nem direitos próprios.

Tudo que dissemos se resume no seguinte: magoa-nos perder algo de importante. Mais ainda magoa fingir de outra maneira. Aguardar mais do que a realidade pode oferecer, só nos predispõe a sermos magoados de maneira ainda pior, e desnecessariamente.

CAPÍTULO TRÊS

ANSIEDADE

Ansiedade é o *medo* de ser magoado ou de perder alguma coisa. Quer o medo seja real ou imaginário, a *sensação* é a mesma. A ansiedade varia da tênue apreensão que alguém sente ao testar a temperatura da água antes de nadar, até o pânico desorganizador de uma pessoa incapaz de controlar suas funções corporais. Entre estes dois extremos, estão os sentimentos de estar amedrontado, assustado, nervoso, afobado, preocupado, inquieto, desamparado, inseguro, com dificuldades financeiras, com os pés frios, com tremedeira — todas as graduações do sentimento de incerteza quanto à segurança pessoal.

O medo, como todos os sentimentos, serve para uma importante finalidade — neste caso, é um alerta para que nos defendamos. De forma que, quando as pessoas fingem que não estão atemorizadas, raramente estão se beneficiando. O medo nos protege, e ignorá-lo nos põe em perigo, quer isto resulte de um desejo de parecermos fortes, ou de uma evasão sobre a verdade de nossos sentimentos. Quando o medo nos adverte de que há perigo, ele está resumindo todas as informações que os cinco sentidos estão recebendo. O medo chama nossa atenção para uma possível ameaça a nosso bem-estar.

Quando você está exposto a uma ameaça, seu

corpo reage liberando na corrente sangüínea poderosos hormônios estimulantes. Esses hormônios fazem o coração bater mais fortemente e mais rapidamente e também dirigem o fluxo sangüíneo para onde ele é mais necessário. Quando estamos extenuados, o suprimento de sangue normalmente diminui para o abdômen e a pele, e aumenta para os músculos. A maioria dos sintomas físicos da ansiedade — pés frios, "borboletas" no estômago, suor, dilatação das pupilas e palidez da pele — são causados por esses hormônios. Estes hormônios do *stress* também fazem nossa mente "correr" e ampliam nossa consciência do meio que nos rodeia. Em excesso, eles nos põem constantemente em guarda, o que, por sua vez, tende a nos imobilizar. As crianças que moram em cidades sujeitas a ataques em tempo de guerra, por exemplo, tornam-se tão defensivas diante da ansiedade crônica que parecem perder sua personalidade. A maioria de nós não pode sobreviver à ansiedade crônica sem sérias conseqüências emocionais.

Com freqüência, a intensidade da ansiedade depende da severidade da perda que nos ameaça, da proximidade da ameaça, da importância da perda para o indivíduo e da força da pessoa e de suas defesas.

A respeito de que coisas temos mais ansiedade? Geralmente, a resposta é: a perda de nossa vida. Qualquer psicologia que não considere a importância do instinto de sobrevivência não tem muito a ver com a realidade. Na verdade, poucos observam o instinto de autopreservação em ação na vida real, mas podemos detectar ou, pelo menos, reagir a ele com razoável rapidez no mundo da fantasia. Por exemplo: a grande história de aventura ou o grande filme de aventuras nos segura e nos mantém nas poltronas à medida que nos identificamos com pessoas fictícias ameaçadas por criaturas poderosas, aparentemente invencíveis, espíritos, holocaustos, terremotos, tubarões. O envolvimento que estas aventuras suscitam reflete nosso instinto básico de sobrevivência. O sentimento de assumir um risco e sobreviver é revigorador: dá um novo sentido à vida. Seguramente, esta é uma razão pela qual os esportes que implicam em risco são tão excitantes. No mundo real, a ansiedade é bastante comum, mas os agressores em potencial, em nossa vida, raramente são claramente definidos. É mais provável que sejam representados pela burocracia local que nos pede o preenchimento de uma dúzia de formulários desprovidos de sentido, numa emergência, desperdiçando nosso tempo e provocando-nos um *stress* desnecessário; ou um governo desperdiçando dinheiro irresponsavelmente e ameaçando-nos de prisão se não pagarmos nossos impostos; ou a inflação ou a recessão, com sua ameaça de desemprego. Muitas vezes nos sentimos desamparados ao enfrentarmos tais ameaças. Simplesmente, o agressor é poderoso demais. Às vezes, nem temos bem certeza de onde é que a ameaça vem vindo. O governo, a economia são gigantescas ameaças abstratas, ameaças sem rosto ou sem uma personalidade da qual possamos nos aproximar.

Os cineastas, os escritores e os que escrevem para a TV criam para nós aventuras nas quais as ameaças — no mínimo — se tornam identificadas como caracteres *reais* que podem ser procurados, superados ou aos quais podemos sobreviver. Nossa ansiedade é agitada, vemos o inimigo derrotado e temos uma sensação de liberação de nosso próprio desassossego. Uma sensação de desafogo.

A maioria de nós vive vidas nas quais muito da ansiedade que experimentamos está fora de nosso controle. Procuramos maneiras de exteriorizar nosso instinto de sobrevivência, ou de acabar com nosso sentimento de desamparo. Nosso instinto de sobrevivência é despertado não somente por uma real ameaça de morte, mas também por um medo mais amplo de morrer. A maioria das pessoas receia o horrível finalismo que as despachará para o nada, para o não-ser.

49

Quando nos confrontamos com a iminência da morte, tal como ao nos encontrarmos no trajeto de um automóvel em disparada, com freqüência, os eventos de nossa vida são vividamente recordados. Este *playback* abrupto de eventos passados provém de um afrouxamento súbito e indiscriminado das defesas, permitindo que vejamos nosso mundo interior, e o exterior, mais claramente, como realmente são. As defesas são uma tática protelatória. Elas tornam mais lentas as reações, protegem-nos de mágoas emocionais em potencial. Existe tempo para as defesas, e existe um tempo para a sobrevivência. Afortunadamente, sob grande pressão, a decisão está fora de nossas mãos. O erguimento de defesas torna-se um ato instintivo de sobrevivência. A mente está aberta em busca de segurança. Esta abertura de consciência de vigésima terceira hora também tem sido vista em hospitais mentais, onde, quando defrontados com a morte iminente, alguns pacientes mudos severamente perturbados, ocasionalmente, começaram a falar com sentimento de suas vidas. É como se a ameaça de morte oferecesse uma punição tão grande que nada mais sobrava para esses pacientes reprimirem, de forma que podiam agir sem a restrição que moldara seu comportamento durante tantos anos.

A maioria dentre nós raramente se sente ameaçada quanto à nossa sobrevivência física imediata. Temos pouco senso do que seja suplantar uma ameaça física real e do regozijo que o alívio traz. Nossa moderna época, provavelmente, privou-nos de algo, removendo-nos do contato pessoal direto com os elementos da natureza. Encontramo-nos numa arena artificial onde nossos adversários são empregadores arbitrários, esquemas exigentes, práticas injustas e burocracia — tudo o que cria sentimentos de frustração e nos ameaça sem nos dar oportunidades adequadas de exprimirmos nossos sentimentos sobre nossa condição. Vivemos numa injusta servidão emocional. Temos sido forçados a esgotar nosso instinto de sobrevivência pessoal por algo chamado de "segurança a longo prazo", sem termos sido prevenidos de antemão das conseqüências. Nunca imaginamos que em nossa vida do dia-a-dia e em nossa experiência de trabalho temos sido muito ameaçados por nossos protetores. Pior ainda: parece que nos deixaram com poucos recursos para combater semelhantes ameaças, eis que combater o sistema parece algo que nos esmaga. Pode ser que Dom Quixote soubesse o que estava fazendo quando escolheu moinhos como seus adversários.

Se tivéssemos que examinar o "sistema", veríamos que a segurança que ele oferece é ilusória: ela depende do funcionamento do sistema. Quando vêm os tempos difíceis, o sistema não funciona e a lealdade da empresa para com seus empregados pode ser difícil de discernir, e a situação pode produzir mais ansiedade do que segurança. O mundo moderno está enlouquecendo muitos de nós.

A resposta é que cada um de nós — o mais que pudermos — precisa voltar a se responsabilizar por sua própria sobrevivência. Podemos não ter lá muito sucesso financeiro, mas se pudermos baixar o nível de ansiedade tendo mais controle de nosso próprio destino, iremos em frente.

Quando parecer impossível dirigirmos diretamente a premência de trabalharmos para uma grande empresa ou a batalha contra a burocracia governamental, têm que ser achadas outras válvulas de escape para reduzir a tensão. Uma dessas válvulas é um esporte que ofereça desafio físico e emocional que possa ser enfrentado e superado. É muito recompensador a gente se propor escalar uma montanha no inverno e conquistar as encostas mais íngremes. Você pode não ter dado uma sova no patrão, você certamente não terá tornado mais eqüitativas as leis de impostos, mas você terá superado um desafio real, e você terá demonstrado sua capacidade de "fazê-lo". Pode ser que o sistema já não mais funcione — mas você ainda funciona!

É em nossa própria civilização moderna que se encontram as origens de grande parte de nossa ansiedade, de nosso *stress*. Muitas vezes a industrialização tem progredido às custas dos indivíduos. As exigências da vida coletiva e industrial impõem que suprimamos nossos instintos de sobrevivência e que soframos em silêncio as ansiedades que tal vida produz — uma experiência que nos exaure, eis que suprimir qualquer emoção que seja requer energia. Viver num mundo em que determinada firma garante saber o que é melhor para nós, esperando que sigamos cegamente suas determinações, é colocar a sobrevivência dessa firma acima da nossa própria. Nenhuma firma ou organização que coloca sua própria sobrevivência acima do bem-estar de uma pessoa individual poderá jamais agir de modo a atender as reais necessidades da pessoa. Percebemos isso e nos sentimos pouco à vontade no trabalho, um pouco usados, talvez, um pouco como um número impessoal. Muitas firmas estão hoje criando produtos numa extremidade da linha de montagem e operários desumanizados na outra extremidade. É *aborrecedor* trabalhar com máquinas sem rosto em que o único interesse pessoal está em manter as mãos ou o uniforme afastados das engrenagens. A maneira usual das pessoas se defenderem contra tal monotonia é se bloquearem e se retirarem para um mundo interior. Este voltar as costas ao mundo amplia o sentimento de aborrecimento. A ansiedade e o aborrecimento tendem a se dar as mãos e, com freqüência, isto resulta em desordens, tais como a depressão e o alcoolismo.

Este sentimento de desamparo num mundo mecanizado, gradualmente, vai solapando a capacidade de assumirmos nossa vida particular. Tendemos a erigir uma tal tela de proteção contra nossa ansiedade no trabalho que — quando voltamos para casa — estes mesmos anteparos permanecem conosco. Quando olhamos os cuidados e o amor que estão faltando no nosso trabalho, muitas vezes ficamos desapontados visto que, freqüentemente, fazemos exigências irrealistas para com os que amamos, para que nos compensem da infelicidade. Muitas vezes, nossa ansiedade prenhe de *stress* torna difícil vermos que aqueles para os quais nos voltamos, lá em casa, também têm suas próprias necessidades. À medida que se amplia o *stress* causado pelo trabalho, assim aumenta a impenetrabilidade de nossas defesas, e assim diminui a riqueza de nossa vida pessoal e familiar. Com freqüência, não percebemos o que realmente aconteceu, até que o mal já tenha sido feito. A intimidade da unidade que é a família é minada. O marido se sente irrealizado, a esposa se sente martirizada, as crianças se rebelam. Toleramos tais situações porque não reconhecemos ou admitimos o problema. Ficamos "pensando" por que será que os tempos não são lá os melhores, por que devemos ficar gratos se temos pelo menos pão na mesa. Qual é, porém, o emprego realmente digno desta espécie de suicídio emocional? É um pouquinho melhor — às vezes pior — do que nada.

Só podemos reagir de maneira intencional a uma ameaça se a percebermos. Poucos de nós temos consciência de que somos capazes de entender exatamente o que tememos; por conseguinte, somos incapazes de desafogarmos plenamente nosso sentimento de ansiedade. Às vezes, somos incapazes de perceber que o que estamos sentindo é ansiedade.

Como é, exatamente, sentir-se ansioso? Em primeiro lugar, sentimo-nos incertos, agitados, intranqüilos. Há uma sensação crescente de que algo de mau está para acontecer, um vago sentimento de perda iminente. Os acontecimentos parecem escapar ao controle; parecem atuar de modo a nos prejudicar.

E como é que enfrentamos tais sentimentos? Antes de você poder fazer o que quer que seja com relação à sua ansiedade, você precisa ser capaz de admitir que está ansioso. Isto pode não ser tão simples como parece. Muitas pessoas têm noções bem peculiares sobre seus sentimentos. Acreditam que admitirem que estão assustadas é admitirem que são fracas. Negam sua ansiedade e tentam fingir que não há nada de errado. Toda vez que você nega sua ansiedade, está tão-somente minando sua capacidade de se defender do que está ameaçando. Dizer que você não está ansioso é o mesmo que dizer que não existe ameaça. E como é, então, que se explicam seus sentimentos?... E a qual propósito servem eles?

Ao se sentir ansioso, você está percebendo uma ameaça — ainda que você não esteja cônscio dela. Não ignore a ansiedade. Pois ela significa que alguma coisa que você considera importante está sendo ameaçada.

Quando uma pessoa tem um severo problema de percepção, freqüentemente, distorce a realidade com a qual se defronta. O mundo de uma pessoa surda ou cega difere grandemente do mundo do resto de nós. Ainda assim, o mundo de um cego ou de um surdo difere menos do mundo da pessoa dotada de visão, ou da que ouve, do que difere de uma pessoa que é tão rígida em sua defesa que altera a realidade. A uma pessoa cega só falta a visão — não a perspectiva. A uma pessoa surda falta o som — não a compreensão. Tais pessoas têm suas próprias maneiras de perceber a realidade. As pessoas com alguma deficiência têm menos campo operacional, digamos assim, menos margem para erro do que outras. Sua prontidão e facilidade de resposta a um sentimento que serve de advertência, como a ansiedade, é uma medida disto. Elas prestam mais atenção a seus sentidos que funcionam e aos sentimentos que deles derivam e, como resultado, muitas vezes, têm mais consciência do mundo que as rodeia que o resto — nós.

Acender um fósforo no mesmo aposento em que se acha um cego, amiúde o torna agitado, e ele de imediato busca a fonte da fumaça. Esta vivacidade aumentada para com os cheiros é uma compensação por sua perda de visão. Não se trata somente que a pessoa com uma deficiência física seja mais perspicaz em seus sentidos remanescentes; nós, os demais, temos os nossos sentidos de tal forma bombardeados pelo ambiente que tendemos a bloquear os estímulos que estão chegando os quais nos alertariam contra o que nos ameaça.

Cada um de nós precisa elevar a consciência de seus próprios sentimentos e percepções. Isto não significa que — como a pessoa cega — precisemos investigar qualquer fumacinha; mas, certamente, precisamos estar cientes de que existe fumaça, de forma que devemos estar prontos para reagir como for necessário. Se tentarmos bloquear o que nos torna ansiosos, o que nos atemoriza, estaremos nos predispondo a um sofrimento maior. É melhor tomar alguma atitude para com os problemas quando eles são pequenos e quando mais facilmente podemos nos haver com eles. Se constantemente bloquearmos de nossa consciência uma pessoa, isto consumirá cada vez mais energia. E, à medida que isto se amplia, acabará por romper as barreiras e nos esmagar.

Quando uma resistência se interpõe entre você e sua capacidade de apreender seus verdadeiros sentimentos, ela também se interpõe entre você e sua melhor possibilidade de sobrevivência. Estar ansioso é sentir-se desconfortável. *Admite-se* que a ansiedade nos traga desconforto. Caso a ansiedade não fosse desconfortável, nada fariam as pessoas para se verem livres dela. O sentimento de ansiedade é melhor removido eliminando-se a ameaça que o causou, e não negando-o ou ignorando-o numa atitude defensiva.

Se você estiver em perigo, você saberá disso. Se você confiar em outrem para que defenda os seus interesses quando você se sentir ameaçado, então há algo de muito errado em sua vida. Colocar a responsabilidade por sua segurança nos ombros de outra pessoa ou sobre uma instituição, pode ser útil para acalmar seus temores momentaneamente, mas, ao final, isto solapa o processo natural de auto-sobrevivência.

O estar ansioso e o estar temeroso tendem a trazer de volta sentimentos infantis de desamparo, mas admitir que você está com medo não significa que você seja uma criança. Quando estamos com medo, nada mais natural desejarmos que alguém "maior", mais capaz e poderoso, venha nos livrar. Estas tolas esperanças infantis tendem a declinar naturalmente, à sombra da experiência adulta. Vemos mais claramente a cada dia — se estivermos olhando — que a única pessoa com a qual realmente podemos contar para nos ajudar somos nós mesmos.

A sociedade moderna nos envia duas mensagens conflitantes: confie em si mesmo, seja você mesmo, encarregue-se de seu próprio destino; conforme-se, aceite o jogo, seja um "bom" cidadão. Com freqüência, a individualidade é rotulada como excentricidade, tolerada apenas na teoria; na prática, espera-se o conformismo.

Cumprir nossas obrigações para com a sociedade e ganhar as recompensas que ela prescreve amiúde pode não preencher nossas necessidades emocionais. Queremos algo mais, mas não sabemos onde procurar. Achamos é um mar de ansiedade. Movidos pelo medo, tendemos a seguir um rumo escolhido por outros que proclamam saber a direção "certa". Não admira que tantos dentre nós nos sintamos ansiosos boa parte do tempo. Estamos começando a perder nossa iniciativa, nosso senso de nós mesmos, a meta de nossa própria vida, sua finalidade.

Para muitos, estas palavras podem soar incoerentes com a fria e dura realidade prática dos fatos da vida. A pessoa tem que trabalhar, ir em frente ou preocupar-se com ser despedido. Bem... sim e não. Esta é a mensagem que fomos condicionados a aceitar. Não é, necessariamente, a realidade de nossos melhores interesses ou, mesmo, de nossa sobrevivência. É a mensagem de alguma outra pessoa, de uma estrutura que tem seus próprios interesses, não necessariamente os mesmos ou, ainda, não obrigatoriamente coerentes com os do indivíduo em causa. Um fato da vida é que muitos de nós caímos fora ou aderimos facilmente demais, sem mesmo procurarmos alternativas ou sem testá-las. Sentimos a incerteza da novidade. Isto não significa que devamos abandonar emprego, família e sociedade por causa de alguma voz mística interior. Mas, pelo menos, dê uma oportunidade ao que de melhor você tem dentro de si. Preste atenção a si mesmo, aceite sua responsabilidade para resolver as ameaças à sua vida e ao seu bem-estar, pelo menos na medida em que for de seu alcance, em função dos recursos que você tem dentro de si. No mínimo, isto é um início para ser uma pessoa livre. E não é isso mesmo que todos nós deveríamos fazer?!...

Pondo de lado a ansiedade criada simplesmente por nossa sociedade, cada pessoa precisa entrar em acordo com as ameaças e os temores de sua própria vida interior pessoal — baseada nos preconceitos de sua educação (preconceito é um conjunto organizado de sentimentos que podem ser acionados por algum estímulo externo). Quer o objeto do preconceito seja um grupo, uma idéia ou uma atitude, só a experiência modifica um preconceito.

Como crianças, aprendemos nossos preconceitos mediante o medo. O que começa como um medo por um objeto específico, uma determinada situação ou pessoa, tende a se generalizar. O medo por um lugar escuro, por exemplo, torna-se medo da escuridão. Nossos preconceitos são como reservatórios de maus sentimentos e se interpõem em nosso caminho em busca da verdade. Tememos o estranho apenas em parte porque ele pode nos causar mágoa, mas principalmente porque ele não participa de *nossa* percepção particular da verdade. O que ele diz sobre nós deriva do que *ele* percebe a nosso respeito. Tendemos a temer o estranho porque ele pode ver nossas imperfeições, porque ele pode nos ferir desvelando a verdade sobre nós mesmos.

Cada um de nós se sente vulnerável de uma maneira diferente. Caso você conheça sua própria vulnerabilidade, estará sabendo muito a respeito de si mesmo. Como vimos, todos somos vulneráveis à perda de um ente querido, à perda de controle, e à perda da estima por nós mesmos. Cada um destes tipos de perda cria uma categoria correspondente de ansiedade. Algumas pessoas de tal forma ficam sensibilizadas por sua experiência particular de vida, que uma das categorias que acabamos de referir toma precedência sobre as outras e dá o colorido da maneira como vemos o mundo.

As pessoas dependentes são especialmente vulneráveis à perda do amor, quer porque quando crianças experimentaram semelhante perda, quer porque tenham vivido com a ameaça da separação ou da rejeição. Passam pela vida sentindo uma perda antes mesmo de terem perdido qualquer coisa. Podem mesmo precipitar uma perda em potencial apenas para chegarem ao estado de ansiedade. Muitas vezes criam um sentimento de desamparo em outras pessoas, que ficam com raiva delas por fazerem com que se sintam desta maneira e por rejeitá-las, advindo daí outra perda. Pelo fato de as pessoas dependentes tenderem a agir de uma maneira regressiva e pueril quando ameaçadas, pouco do que elas fazem parece eficaz para impedir as perdas que receiam. Sua falta de vontade de assumirem a responsabilidade por sua vida se soma a seu pensar e, posteriormente, afasta as próprias pessoas cujo amor e afeição as pessoas dependentes receavam perder.

As pessoas dependentes encaram o mundo em termos de perda ou rejeição e é provável que encontrem provas — por toda parte — que parecem indicar a iminência de uma perda. Consideremos, por exemplo, o caso de uma mulher que estava tão ferida por perdas e separações quando fora criança, que encarava as perdas que haviam se entretecido no painel de sua vida mais claramente do que via... sua própria vida. Uma tarde, depois de "voar" para fora da casa de sua nora após uma discussão "daquelas", *ela* começou a se sentir abandonada pelo ato de ir embora — que *ela própria* cometera. Pôs-se a dirigir ao longo de uma grande avenida, seguindo outro carro. Depois de alguns quilômetros, ela começou a sentir uma peculiar fixação para com o outro veículo. Na mente dela, o outro automóvel lhe estava mostrando o caminho de casa. Estava tomando conta dela. Quanto mais longe, guiando, ela ficava da casa da nora, mais retornavam os velhos sentimentos de abandono, quando criança. Depois de algum tempo, o carro que ela estava seguindo desviou-se da grande avenida e lá ficou ela, debulhada em lágrimas, sentindo-se abandonada pelo mundo e incapaz — no sentido real e no sentido figurado —, de achar seu próprio caminho para casa.

A experiência desta mulher é típica das maneiras como os incidentes de nossa vida presente podem detonar as mágoas não resolvidas de nosso passado, fazendo do mundo uma tela em que projetamos nossas mágoas.

A outra espécie de perda que produz ansiedade é a perda de controle. Seja o poder, o dinheiro, a posição, a influência ou o título o que mais valorizamos, poucos dentre nós parecemos tão infelizes ou desesperados como as pessoas "controladoras" que sentem que estão para perder o controle.

As pessoas que receiam perder o controle são aquelas que fazem questão de estar no controle o tempo todo. Vivem pelas regras. Sentem-se mais à vontade quando conhecem os limites precisos de uma dada situação. Só conseguem relaxar quando estão seguras de que compreendem como é que tudo se ajusta. Mesmo assim, elas podem estar à procura de coisas que *poderiam* estar indo mal; inventam, então, rotinas...

fora da rotina, a serem cumpridas para terem certeza de que o que não andou errado até agora, não andará.

Quando as coisas começam mesmo a ficar fora de controle, tais pessoas têm a tendência de ficar cada vez mais envolvidas nas regras e detalhes do sistema, e começam a respeitá-los com um ar de permanência ou, mesmo, religiosidade. Imbuem-se de uma qualidade ritualística ou mágica num esforço para exorcizarem sua ansiedade. Consideremos uma mulher ou um homem que faz uma lista de compras por colunas, para que elas correspondam às gôndolas do supermercado, que mantém a casa impecável, que paga as contas com a máxima pontualidade, cujo talão de cheques tem os canhotos exatinhos até os mínimos centavos, cujo calendário é planejado com meses de antecipação, com o que até o desconhecido é mantido sob controle. Será que esta pessoa está mesmo com o controle?...

Na verdade, para muitas pessoas controladoras, a ordem e a rotina a que se apegam parecem mais importantes que seus sentimentos. Por ser a perda do controle tão aterrorizante, elas tentam controlar as peças de seu mundo em detalhes cada vez mais minúsculos, fazendo listas ainda mais compridas e minuciosas, mantendo a casa ou o escritório ainda mais limpos do que já são. Melhor seria admitirem que se sentem magoadas e ansiosas, e entenderem que é isso que as faz perder o controle. Quando você experimenta um sentimento sem o esconder, ele passará mais depressa e menos o exaurirá.

A perda da estima também desencadeia a ansiedade. Pode ter a aparência de medo de falhar, medo de ser exposto como indigno, ou medo de ser ridicularizado. As pessoas que vivem com medo de se sentirem embaraçadas, muitas vezes tentam ocultar seus reais sentimentos. Elas podem fingir que seus sentimentos carecem de importância, ou que pôr à prova sua dignidade não é importante. É o caso, por exemplo, do estudante que passa pela escola sendo promovido com dificuldade, isto porque tem medo de assumir o risco de tentar e de não ser o melhor. Ele pode sempre dizer a si mesmo: "Se eu tivesse mesmo estudado, poderia ser o primeiro da classe". Ele pode até acreditar nisso. Semelhantes pessoas são, freqüentemente, competitivas e inseguras quanto ao que valem, ao mesmo tempo. Sentem-se ansiosas não só quando são sufocadas, mas também quando outras pessoas as ultrapassam. Raramente agem como elas mesmas, mas sim, agem de uma maneira tal que, pensam, as fará parecer dignas aos olhos das outras pessoas. Raramente fazem um esforço para obter êxito, mas apenas o suficiente para dar uma impressão de êxito. Ironicamente, o esforço necessário à obtenção do sucesso é, usualmente, só um pouquinho mais do que o necessário para salvar a si mesmas.

O verdadeiro sucesso não pode ser alcançado enquanto você estiver querendo ser julgado por seu desempenho. Não querendo ser julgada, a pessoa abertamente preocupada com a estima esquiva-se a fazer um pleno esforço para proteger sua frágil auto-imagem. Verdadeiramente, tal pessoa não está segura de que *poderia* ser a primeira, e ignorando que poderia muito bem ser essa primeira, ela tem verdadeiro pavor de um dia vir a saber.

Todas estas questões de ansiedade que produzem perda refletem estágios de crescimento pelos quais todos nós passamos. Na medida em que as questões do passado continuam sem solução dentro de nós, permanecemos vulneráveis a situações similares no presente. E, numa certa medida, todas essas três questões — a perda do amor, do controle ou da estima — são capazes de desencadear sentimentos de ansiedade em cada um de nós.

Agora, a questão é: e o que temos de fazer para controlar a ansiedade?

Considerando que a ansiedade é uma advertência,

é vital que primeiro compreendamos sobre quais perigos estamos sendo alertados — a advertência precisa ser decomposta até virar uma informação que possa ser utilizada.

Às vezes, é terrivelmente difícil afirmar se o perigo que provoca o alarme está no presente ou no passado. A mulher que se sentiu atraída pelo automóvel que estava seguindo, simplesmente não podia fazer a distinção. Quando era criança, sua mãe se fora com outro homem. Ela não podia enfrentar a perda e optou por negá-la. Agia como se a perda não tivesse ocorrido; aos outros, parecia que ela nem sentia falta da mãe. O preço que ela pagava era viver uma vida onde tudo que lhe lembrasse a perda da mãe recriava os sentimentos iniciais de perda. Evitando a dor da perda original, cada nova perda, pequena ou grande, simbolicamente, acionava a antiga dor.

Para dominar a ansiedade proveniente de uma perda presumivelmente tão terrível para ser reconhecida e enfrentada, esta mulher foi encorajada a reexaminar seus pontos fortes. Ela reexaminou sua vida e viu quão capaz ela era em muitas áreas em que ela mesma mantinha o controle. Chegou, pois, a compreender que o impacto daquela antiga perda dependia — para ser forte — de seu desamparo enquanto criança. Com o tempo, ela começou a reconstruir sua auto-imagem. Vista desta nova perspectiva, sua vida sugeria que ela agora poderia ser capaz de suportar a perda de sua mãe, na infância. Ela se permitiu lamentar-se, entristecendo-se pelo que não podia ser recuperado, aceitando o que estava além de seu controle. No decorrer do processo, seus sentimentos foram liberados, ficando disponíveis para serem investidos no presente. Claro que tudo isto levou tempo, e essa mulher ainda é bem sensível a uma perda — e sempre será. Mas, pelo menos, já não é mais prisioneira de sua ansiedade. Já não mais fica pensando antecipadamente em perdas. Ela é capaz de desfrutar a vida porque essa mesma vida não é mais automaticamente contaminada pelo passado.

Controlar a ansiedade basicamente no presente é menos difícil. Quando você se sentir ansioso por razões que não lhe parecem claras, ou quando uma situação que deveria fazer você se sentir feliz, só faz você se sentir ameaçado, pare e pense. O primeiro passo para assumir o controle de situações que causam ansiedade é perguntar a si mesmo: "O que é que eu tenho tanto medo de perder?" Fazer esta pergunta às vezes nos proporciona distância suficiente para começarmos a resolver o problema. A pergunta começa a definir a resposta. O funcionário de escritório com medo de pedir um aumento, o inquilino receoso de despertar a ira de seu vizinho cujo rádio toda noite toca alto demais, o rapaz temeroso de pedir a uma moça um encontro (e vice-versa, nestes tempos em que tanta coisa está mudando!), todas estas pessoas podem se sentir — de um modo geral — ansiosas sem saberem por que até que começam a parar e pensar, e formulam a si mesmas a pergunta: "O que é que estou com medo de perder?" E, como resposta, respectivamente, podem vir as expressões: meu emprego, uma "amizade", minha masculinidade, minha feminilidade.

A maioria das pessoas se vê às voltas com um pouco de ansiedade todos os dias. Os advogados ficam ansiosos quando têm de aparecer no fórum. Os contadores ficam ansiosos antes de um exame de contas. Os professores ficam tensos quando têm que proferir uma palestra. Os estudantes ficam preocupados antes dos exames. Quem vai dar uma festa fica agitado, antes dela. Os diretores de cinema ficam agitados antes da noite de lançamento de seus filmes. Tudo isto é ansiedade de preparação. É o medo de ser um fracasso, de não ter onde pôr a cara. Esta ansiedade, em quantidades moderadas, ajuda a pessoa a se preparar para dar o melhor de si mesma. Ela é comum a toda pessoa que fica de pé diante de outras pessoas. Mas, muitas vezes, o grau de ansiedade associado com desempenho é tão alto que impede muitas pessoas de tentarem. Todavia, moderar o assim-chamado medo de entrar em cena, não é uma doença, e só precisa ser tratado quando verdadeiramente nos impede de funcionar.

Algumas pessoas, no entanto, vivem suas vidas como se estivessem continuamente representando, todas as horas do dia. Receiam estarem sendo julgadas por qualquer pessoa que as veja. Por não terem se aceito a si mesmas, preocupam-se com o fato de que nenhuma outra pessoa também as poderá aceitar. Receiam que seja confirmado que são indignas. Vivem de um evento insatisfatório para outro, indagando quem será o próximo a achá-las indignas.

A ansiedade crônica é difícil de dominar e dolorosa de suportar. A pessoa que sofre dela se sente como se estivesse constantemente a ponto de sofrer uma grande perda. Esgota a maior parte de sua energia tentando manter sob observação sua ansiedade. Resultado: mesmo pequenas doses de pressão, rapidamente subjugam sua capacidade de se opor. À medida que as defesas dessa pessoa se espalham por uma área demasiado grande numa tentativa de cobrir todas as ameaças possíveis, sua ansiedade começa a espoucar por toda parte. As defesas se tornam inúteis. Na verdade, a pessoa se vê de tal forma emaranhada no cuidado com suas defesas, que pouca energia lhe sobra para viver.

O domínio de uma ansiedade muito severa pode requerer a ajuda de algum profissional, incluindo medicação anti-ansiedade, de forma que a pessoa seja capaz de recuperar parte da energia usada por suas defesas e aplicá-las na resolução de seus problemas. É difícil para a terapia obter muito sucesso até a ansiedade ser reduzida a níveis controláveis. Não há nada melhor para você mesmo, do que sentir-se melhor.

A ansiedade crônica é agravada pelas pressões do dia-a-dia: trânsito, compras, os meios de comunicação, as exigências familiares, os relacionamentos pessoais, para não mencionar a situação econômica, as perspectivas inseguras do mundo, a carestia, a velhice e a doença. Muitas pessoas sofrem de ansiedade sem se darem conta disso porque suas defesas contra a ansiedade impedem que elas tenham consciência de si mesmas. A defensividade de um novaiorquino comum é um bom exemplo. Eles têm de fechar os olhos a muitas coisas, antes mesmo de tomarem o café. Nossa sociedade transforma em aleijados emocionais muitas pessoas que não podem fazer face à ausência de metas bem definidas e a recompensas que têm pouco significado real. Ainda precisamos de *algum* espaço, de *algum* tempo, de *alguma* privacidade, de *alguma* paz, nem que seja só por alguns minutos diários. Precisamos de uma oportunidade para nos pormos em contato conosco mesmos, de ouvir nossos pensamentos, de prestar atenção a nossos sentimentos.

Ainda que às vezes pareça impossível, a melhor maneira de controlar a ansiedade é evitar situações ameaçadoras desnecessárias e começarmos a fazer de nós mesmos a pessoa mais completa e mais forte que possamos ser. Para fazer isso, você precisa aceitar quem você é, assumir a responsabilidade por sua vida, e estar convicto de que está se dirigindo para a direção que é certa para *você*. É uma tarefa difícil. Para sermos nós mesmos, não precisamos estar inteiramente livres da ansiedade, mas, pelo menos, você pode saber o que receia e ser livre para modificar o que o ameaça.

A pessoa livre aceita a responsabilidade tanto pelo que há de bom como pelo que há de mau em sua vida. Está consciente de sua própria vulnerabilidade e, em vez de ocultá-la, utiliza-a. Ela se permite ser aberta para com a dor deste mundo. Através desta janela

65

especial, ela pode ver com mais clareza — porque sente mais. Uma pessoa livre não desperdiça tempo e energia envolvendo se em coisas que não podem ser modificadas; em lugar disso, concentra-se nas áreas sobre as quais pode atuar. Não permite que o mundo "a atinja". Simplesmente, define quais são suas metas e trabalha — com honestidade e energia — para a realização delas. Uma das mais importantes metas da vida é você familiarizar-se consigo mesmo de uma maneira positiva. Para chegar a este ponto, é necessária a aceitação de suas limitações. Você precisa compreender que, por pior que você tenha sido tratado, ou não importa quais sejam suas circunstâncias pessoais, não importa quão cruelmente abandonado ou rejeitado você tenha sido, ou onde você está em sua vida, agora, você é sempre o responsável por sua própria vida — você tem a responsabilidade primordial de fazer o bem com seus talentos e suas capacidades. Tomara que os desapontamentos e as rejeições por que você passa venham a ser encarados como terreno em que você possa pisar com firmeza.

Caso você seja uma pessoa que foi criada de uma maneira dependente, sua perspectiva não precisa ser sempre de desapontamento e de mágoa por causa de perdas. A própria consciência que você tem do fato de ser dependente poderá permitir que você se torne uma pessoa com qualidades que poderão ser extraordinariamente incentivadas, qualidades que lhe permitirão identificar-se com pessoas que ainda não superaram seus laços de dependência — e ajudá-las. À medida que a pessoa suplanta seus próprios problemas de dependência, ela se torna livre para dar, apoiar, encorajar e amparar — livre para fazer tudo aquilo que se opõe a exaurir as pessoas. A ansiedade que essa pessoa sentia por ter medo de possíveis perdas gradualmente desaparecerá conforme ela começar a se encarar como uma pessoa com tenacidade.

Da mesma maneira, as pessoas controladoras, uma vez que aprendam a subjugar sua defensividade, também têm muito — muito mesmo! — a dar. Elas possuem uma compreensão toda especial da solidão e do isolamento. As pessoas que aprenderam a subjugar sua necessidade de estarem o tempo todo controlando, podem ser muito úteis para os outros, mostrando-lhes como se organizarem e como se porem a caminho de uma meta de auto-realização.

E aquelas pessoas que tiverem estado ansiosas com relação à estima por si mesmas, podem aprender a se concentrarem menos em si mesmas e a se preocuparem mais com o trabalho que estão executando do que com a impressão que causam aos outros. Podem aprender a respeitar o que fazem pelo que é aquilo que fazem, em vez de constantemente se preocuparem com serem dignas aos olhos dos outros.

Assim, quando as fraquezas são convertidas em forças, as pessoas se transformam: de membros dependentes, controladores ou à procura de estima da sociedade, passam a ser educadores, gerentes e realizadores, e cada qual muito tem a dar e a ensinar aos outros.

Se bem que a ansiedade traga consigo a ameaça de uma perda iminente, de um prejuízo, isto não obscurece os próprios aspectos positivos e reais de sua outra função — alertar e robustecer o eu em seu mais elevado potencial. Podemos fazer isto aceitando as mágoas que todos nós recebemos, fazendo bom uso da dor, aprendendo as lições de nossas primeiras experiências, e evoluindo para sermos a melhor pessoa que podemos recuperar de nosso passado e, outrossim, a melhor que podemos criar mediante as ações de nosso presente.

Cada um de nós é o arquiteto de seu próprio futuro, e se utilizarmos nossos melhores materiais de construção, nada teremos a temer. Só o fato de nos pormos a caminho para descobrirmos o que de melhor há dentro de nós mesmos, já reduz a ansiedade. O resto é trabalho e tempo. Cada um se movimenta em seu próprio ritmo e à sua própria maneira. Ninguém pode criar vida para você. Ninguém deve. Outros poderão apontar o caminho, ajudar a definir suas metas, mas o trabalho, o fardo, a responsabilidade — e, conseqüentemente, a alegria — são só de você.

CAPÍTULO QUATRO
RAIVA

Raiva é o sentimento de ser irritado, ofendido, ser posto de lado, molestado, importunado, enraivecido, "esquentado".

As pessoas ficam com raiva quando foram magoadas; assim, de vez em quando, não há quem não fique com raiva. Quando alguém lhe disser que nunca fica enraivecido, na verdade o que ele lhe está dizendo é que não reconhece sua raiva ou, então, que a está escondendo por ter receio daquilo que ela possa revelar sobre ele.

Você não precisa ficar tremendo de raiva para se poder dizer que está com raiva. Na verdade, a maior parte da raiva que as pessoas sentem não é violenta ou difícil de controlar. É irritação, ou importunação, a resposta usual aos desapontamentos do dia-a-dia. A raiva, como a ansiedade, é apenas um nome para uma ampla gama de sentimentos, todos os quais têm em comum o fato de serem reações à mágoa ou à perda.

Como é que a raiva resulta de sermos magoados? Qualquer injúria emocional drena nossa energia criando um sentimento negativo que tem que ser resolvido de alguma maneira. A reação natural é redirigir o sentimento negativo para fora de você, seja lá o que tenha provocado a dor. Esta é a maneira mais eficiente de acomodar a raiva, se bem que não seja tão simples quanto parece, visto que a causa da mágoa nem sempre é claramente identificável. Aqui está um exemplo que ilustra isso — a raiva devida a uma reação de malogro: Um menino de dez anos tem um cachorro, que morre atropelado. É grande a perda que o menino sente, pois o cachorro era seu companheiro constante. O menino não pode acreditar que o cão esteja realmente morto. Até mesmo chorar pela morte do animal de estimação dói demais — a dor da perda é tão grande que o garotinho não pode exprimir diretamente nenhuma parte dela. Ele não é capaz de trabalhar na escola nem de se concentrar em nada importante. Ele senta-se em seu quarto e fica com os olhos grudados na televisão mas nem presta atenção nela. Toda a sua energia parece ter sido consumida na tentativa de conter a mágoa. Uma parte dele mesmo, que o menino identifica com o cachorro, não mais existe, e ele sente uma profunda falta desta parte. Ele tem raiva pelo fato de o cãozinho ter sido morto. Mas *com quem* é que ele deve ficar enraivecido pela morte do animal?

Depois de algumas semanas, o menino começa a falar com raiva do motorista do automóvel — deveria ter sido mais cuidadoso, estava guiando depressa demais — e chega até o ponto de acusar o motorista de ter tentado atingir o cachorro. Ele começa a sonhar que viu o carro que esmagou seu cachorro contra um muro. Depois de certo tempo, o menino se lembra de que seu cãozinho sempre perseguia automóveis e que ele fora incapaz de acabar com este costume. Fica com raiva de si mesmo por ter falhado no treinamento do cachorro, e fica irritado com seus pais por não lhe terem oferecido ajuda para treinar o animal. Posteriormente, ele começa a dirigir seus sentimentos contra seu cãozinho por não saber nada além de ficar perseguindo automóveis. Gradualmente, a raiva do garoto é aliviada e sua energia para outras atividades lentamente retorna. Ele é capaz de novamente se concentrar na escola e volta a viver normalmente.

Exprimir raiva para com a mágoa que o causou permite que um ferimento emocional se cure. No caso que acabamos de relatar, o menino começou a procurar, naturalmente, objetos contra os quais pudesse descarregar sua raiva: primeiro, o motorista do automóvel; depois, o automóvel e, ainda, até um pouco de si mesmo — boa parte daquela raiva se caracterizava por "Se eu tivesse agido direito, não teria perdido meu cachorrinho". Em seguida, ele deslocou a crítica de si mesmo para seus pais e, finalmente, muito diluída pelo tempo, a raiva foi endereçada ao cachorro. Tendo desafogado sua raiva sobre todos os alvos possíveis, finalmente ele chegou ao correto — o coitado do cachorrinho — o que permitiu que sua ferida fosse curada.

Para que uma perda seja curada da melhor maneira, a raiva que ela gera precisa ter total liberdade de manifestação. O primeiro passo para reparar uma injúria é tornar a mágoa conhecida — enraivecendo-se. O segundo é dirigir a raiva contra um alvo apropriado. Expressar raiva é uma reação natural e saudável, e é necessária para manter equilibradas as emoções da gente.

O que não quer dizer que ficar com raiva seja um sentimento agradável. Quando a pressão sangüínea sobe, nossa fadiga é grande, assim como nossos batimentos cardíacos se aceleram. Mas se a pessoa enraivecida puder liberar a tensão emocional e física que dentro dela se criou, é bem possível que ela acabe se sentindo melhor. O problema advém quando a verdadeira fonte da mágoa não está à disposição para ficarmos enraivecidos ou quando fazer isto provoca uma dor de tal forma inaceitável que a raiva fica bloqueada e os sentimentos de ira ficam supurando dentro de nós.

Algumas pessoas acham que é errado ficar com raiva e recusam-se a se permitirem a mínima contrariedade que seja. Outras não apreciam ficarem com raiva por ser desagradável. Algumas pessoas pensam —

erroneamente — que a raiva se esvairá se simplesmente a ignorarem, ou têm medo de perder as estribeiras se ficarem enraivecidas, fizerem uma cena, se embaraçarem a si mesmas ou magoarem aos outros. Sejam quais forem as razões que as pessoas derem para não ficarem com raiva, elas estão é se iludindo a si mesmas: jamais você encontrará uma justificação para enterrar sua raiva.

A raiva reprimida só faz aumentar a mágoa que a originou. As defesas que impedem a raiva de fluir naturalmente para fora, agora canalizam-na para dentro, dirigindo-a contra você. Sempre alguém paga pela raiva. E é muito melhor que seja quem causou a dor do que quem a recebeu. Ao segurar dentro de si mesmo a raiva, você está se punindo. Que quantidade de raiva precisa ser expressa para equilibrar uma mágoa? Isto varia de pessoa para pessoa. Para algumas pessoas, basta mencionar a mágoa para a pessoa que a causou, e lá se vai a mágoa: assunto encerrado. Outras pessoas ficam com tamanha raiva que até se discarem o número errado, num telefonema, explodem em fúria. Claro que jamais é possível ter um perfeito equilíbrio entre a raiva e a mágoa. Isto significaria que uma determinada perda seria cancelada por um determinado sentimento. Não importa quão raivoso o menino tenha ficado com a morte de seu cachorro, por exemplo, jamais sua mágoa poderia ser completamente apagada. Quantidade nenhuma de raiva traria de volta seu cãozinho. Não demonstrar, porém, nenhuma raiva com esta perda equivaleria a negar o acontecido — e, na mesma ordem de raciocínio, negar seus sentimentos. Permitir que a raiva flua purifica a ferida emocional e inicia a cura.

Algumas pessoas receiam admitir a perda porque não querem parecer fracas. Ironicamente, sua mágoa não aceita e sua raiva não manifestada só servem para solapá-las e somente farão com que se sintam menos fortes, menos capazes de admitir mágoas futuras.

estabelecendo um círculo vicioso que poderá acabar obscurecendo a realidade.

Se bem que, para equilibrar uma mágoa, seja necessário demonstrar raiva, às vezes é difícil saber o que é "apropriado". Por exemplo: como é que você exprime de maneira apropriada raiva devido à morte de um ente querido, que acabou de falecer após longa e dolorosa doença? É apropriado queixar-se aos céus, por terem feito o ser amado de uma substância tão frágil? É apropriado amaldiçoar o falecido, por suas deficiências físicas ou por sua negligência de não ter procurado os médicos mais cedo? Tais sentimentos de raiva, mesmo quando justificados, são difíceis de admitir quando a pessoa que os ocasionou está morta. Você se sente culpado ficando com raiva de alguém que já pagou o mais elevado preço. Não obstante, freqüentemente *ficamos* com raiva da criatura amada que morreu e nos deixou, por mais irracional ou inapropriado que isto possa parecer. Como, então, exprimirmos nossa raiva diante de semelhante perda?

Uma mulher de idade que há pouco enviuvara estava procurando ajuda para sua aflição inexorável. Quando falava de seu falecido esposo, ela se queixava de que seus olhos queimavam. Seu marido havia sido um homem um tanto brando e simples. Mesmo tendo dado o melhor de si mesmo, o máximo que ele conseguira fora atender às necessidades básicas da esposa. Ela chegava a crispar suas mãos quando falava de como ficava exasperada tentando cuidar de um pequeno apartamento numa zona residencial bastante deteriorada. Ficar com raiva de seu falecido marido só faria aumentar sua tristeza — aumentando sua culpa. Pelo fato de ela realmente amá-lo, e pelo fato de que sua memória fora uma das poucas coisas que ele deixara e que ela valorizava, ficar com raiva dele seria um risco demasiado sério. Assim, alvos seguros para sua raiva foram escolhidos dentre os muitos órgãos governamentais e outras pessoas que ela encontrava em sua vida diária. Ficou com raiva com a Administração de Veteranos por não enviar dinheiro suficiente, com a secretária da clínica médica por não ser cortês, e com suas crianças por não serem atenciosas. Talvez esses ataques não fossem sempre justificados; mas, com o passar do tempo, a raiva que tinha do marido — por ter falecido — se dispersou entre diversas pessoas, nenhuma das quais parecia perceber a raiva extra, vindo a caminho delas, de forma que a raiva da mulher, desta maneira, começou a se aliviar.

Este processo de liberar a raiva dirigindo-a para fora, de maneira adequada, é fundamental na questão toda da mágoa e da raiva. Se a raiva não for manifestada, e sim, for defensivamente contida dentro de nós mesmos, ela começará a destruir a pessoa dentro da qual habita, erodindo tudo que há de bom dentro da pessoa. No entanto, algumas pessoas parecem estar com raiva o tempo todo, e são *ainda* irritadiças e nervosas. Por que elas não são bem equilibradas e felizes? Afinal de contas, elas estão sempre permitindo que seus sentimentos de raiva extravasem. Será que estão? Só porque uma pessoa age de modo raivoso não significa que ela esteja enfrentando a mágoa de uma maneira que lhe permita sobrepujá-la.

As pessoas cronicamente enraivecidas muitas vezes se sentem roubadas pela vida e acusam os outros por seus problemas. Raramente recebem aquilo que acham que merecem. Não entendem que poucas pessoas conseguem, durante sua vida, uma boa quantidade seja lá do que for, sem terem trabalhado para tanto. Admitir isto, todavia, exigiria que a pessoa aceitasse parte da crítica por sua própria falha. Normalmente, isto é assustador demais por abrir as comportas: "Se parte da culpa por meus fracassos cabe a mim, *pode ser* que a culpa toda seja minha". Isto é muito deprimente e esmagador para ser olhado de frente; é mais confortável precaver-se contra qualquer tentativa de auto--acusação dirigindo continuamente a raiva para fora —

74

raiva que se torna uma defesa e, verdadeiramente, uma maneira de viver. Qualquer desconsideração passageira se acrescenta ao reservatório de dor. A raiva é descarregada continuamente — disparada a esmo — sem que jamais a pessoa chegue a se defrontar com a fonte original da mágoa. Resulta a confusão, a frustração e uma crescente amargura — à procura de um alvo que não podemos ou não queremos localizar.

A manifestação direta e *adequada* de raiva, por outro lado, é parte necessária de uma vida emocional saudável. Não se arrependa de ter sentimentos de raiva. Qualquer pessoa fica com raiva quando é magoada. As únicas pessoas que não ficam magoadas, e que, portanto, não ficam com raiva, são as que proclamam ser invulneráveis. E gente invulnerável é gente sem sensibilidade. Elas também não são capazes de reagir ao sentimentos de outras pessoas, nem de compartilharem tais sentimentos, nem de serem íntimas delas, por não terem acesso a seus próprios sentimentos.

Às vezes, quando uma mágoa é relativamente leve, a pessoa pode até sepultá-la em vez de manifestá-la mediante raiva. Isto pode se tornar um mau hábito, porque muitos silêncios podem se somar e ocasionar uma enorme raiva. Quando isto acontece, nenhuma causa isolada da dor parece suficientemente importante para justificar que a pessoa tenha ficado tão enraivecida como agora se sente. Parece impróprio deixar extravasar muita raiva por quaisquer pequenas feridas, de forma que ela é contida — o que é o caminho para o desastre.

O que acontece quando permitimos que os sentimentos de raiva se manifestem naturalmente, para onde quer que os encaminhemos? A resposta é diferente porque cada qual tem seu próprio estilo e personalidade, de forma que cada mágoa dói de maneira diferente de acordo com a pessoa. Mas, basicamente, na medida em que o assunto é enfrentado, e com franqueza, a raiva, uma vez extravasada, desaparece.

A lousa está limpa de novo! As dificuldades ocorrem quando as pessoas tentam modificar seus sentimentos naturais para fazê-los mais aceitáveis aos outros. Assim procedendo, manifestam somente parte de sua raiva e ainda se sentem seguras numa armadilha. Nada aumenta mais a sensação de frustração de uma pessoa do que a raiva presa numa armadilha.

A pessoa que verdadeiramente compreende seus sentimentos não fica remoendo sua dor, elaborando fantasias raivosas de retaliação. Em vez disso, ela confronta abertamente a pessoa que a magoou e, tão rápido quanto possível, lhe diz exatamente o que pensa da situação, com o mínimo possível de estardalhaço ou exagero. *Não* esfrega o nariz da outra pessoa em sua maldade, por exemplo, nem desempenha o papel da parte ofendida que agora teria o direito não só de desforrar-se, mas também de humilhar.

As pessoas que elaboram fantasias de desforra, não querem apenas igualar-se às outras, mas sim, destruir. Admitir que é isto que você sente, é o primeiro bom passo na direção do encontro da perspectiva adequada. Muitas pessoas relutam em ficar com raiva porque suas fantasias são tão violentas que as atemorizam e confundem. Elas receiam realmente ultrapassarem os limites se forem deixadas livres, de forma que acabarão provando ao mundo que são uns monstros. Tais pessoas não percebem que suas fantasias são o resultado de uma autocontenção, de forma que nada fazem. Ambas as alternativas, de reação exagerada, e de nenhuma reação não são saudáveis.

Existem maneiras melhores de libertar a raiva. Eis alguns pontos que devem ser lembrados: quando alguém ferir você, diga-lhe isto aberta e francamente: "Você me feriu..." e também lhe diga exatamente por que. Faça isto em particular. Não coloque a outra pessoa desnecessariamente na defensiva, pois isto a predisporia antes a uma retaliação do que a ouvi-lo. Seja firme, como precisa ser, e vá direto ao assunto, mas não tente ser punidor. Se a pessoa negar tê-lo magoado, ressalte de novo os fatos e diga que você sabe o que está sentindo. Se a outra pessoa lhe disser que você é sensível demais, que ela estava apenas brincando, ressalte que a sensibilidade das pessoas varia de uma para outra — que a brincadeira de uma pessoa pode ser a mágoa de outra. Diga-lhe que você quer que ela fique ciente de sua sensibilidade, de forma que ela possa levá-la em consideração, no futuro. Se sentir que a outra pessoa o magoou de propósito, diga isso para ela. Quando uma pessoa fere as outras de caso pensado, geralmente o faz movida pela raiva. Sendo este o caso, peça a ela que seja mais direta na manifestação de sua raiva, da próxima vez, falando-lhe do problema dela sem precisar magoar você desnecessariamente. Quando alguém magoar você desta maneira, cabe a você agir de modo controlado, pois a outra pessoa está sempre agindo de maneira infantil. Raramente a retaliação resolve o problema e, muitas vezes, obscurece o esclarecimento que ambas as partes estão tentando fazer. Isto traz sensação de culpa, separa as pessoas e ocasiona desperdício de tempo e energia.

A manifestação apropriada da raiva é saudável e restauradora, mas muitas pessoas existem que parecem não ser capazes de dominar a raiva de maneira alguma. Ficar com raiva as faz sentirem-se muito mal a respeito de si mesmas, de forma que elas conservam seus sentimentos engarrafados. As pessoas, por diferentes razões, têm medo de ficar com raiva, na dependência, até certo ponto, de sua formação e de suas experiências passadas. Voltemos aos três tipos de personalidades — pessoas dependentes, pessoas controladoras e pessoas que buscam a estima.

As pessoas dependentes receiam que o fato de ficarem com raiva provará que não podem ser amadas. Receiam que exprimirem sua raiva afastará delas as pessoas de que precisam para serem protegidas e apoiadas. Muitas dessas pessoas tiveram dificuldades para serem alimentadas, quando crianças, e cresceram com um sentimento de insegurança quanto a seu próprio valor como pessoas. Muitas dessas pessoas aprenderam a engolir a maior parte de suas raivas e, freqüentemente, se sentem presas numa armadilha, desamparadas e vazias. Quando ficam mesmo irritadas, amiúde são inadequadas na escolha de seu alvo e perdem o controle. Sua ira pode ser dirigida contra um alvo "seguro", tal como uma criança indefesa — igualzinha a elas. Muita gente que bate em crianças está nesta categoria. As pessoas que na infância se sentiram desamadas quase nunca se sentem à vontade ficando com raiva da pessoa que amam. Em vez disso, podem agir de maneira a parecerem desamparadas ou agredidas, como uma maneira de chegarem aos outros. É como se elas estivessem afirmando: "Veja o que você está me obrigando a fazer contra mim mesmo". A abordagem delas quase nunca funciona — só obtêm sucesso empurrando para longe delas as pessoas de que necessitam.

As pessoas dependentes atravessam a vida combatendo com raiva e irresolutamente por sua independência. Elas podem sentir que alguém as está retendo, não lhes dando aquilo que elas acham que têm o direito de ter. A raiva delas muito se parece com a de uma criança que se sente maltratada e quer se desforrar mas não sabe como. Devido ao fato de suas metas tenderem a ser tão dependentes, não fazem nenhum esforço por si mesmas, onde isto importa. Sua raiva se volta contra elas mesmas, e sua energia rapidamente é dissipada.

Quanto às pessoas controladoras, elas tendem a igualar a manifestação da raiva com a perda do controle. Elas tentam rechaçar as mágoas e as raivas mediante esmeradas manipulações mentais. Mas, pura e simplesmente, os sentimentos não podem ser controlados como elas gostariam de controlá-los. Os sentimentos querem ser manifestados. Tentar controlá-los apenas dá nova modelagem à maneira pela qual eles aparecem, mas não muda o sentimento propriamente dito ou diminui seu impacto. As pessoas que parecem especialmente interessadas em controlar parecem sempre estar procurando desculpas por seus sentimentos. Elas raciocinam, projetam, isolam e, de um jeito ou de outro, escapam do assunto que realmente importa. É difícil encararem alguma coisa de alguma maneira simples ou descomplicada. Para uma pessoa controladora, é muito difícil dizer: "Você me magoou e estou zangado com você". Para elas, ser vulnerável é perder o controle.

A raiva é um sentimento poderoso, e canalizá-lo para fora, para que ele não se exprima intelectualmente, requer muita fantasia, muito pensamento consumidor de energia. Por sua vez, isto nos afasta tanto dos fatos e eventos reais, que é comum você se esquecer porque é que ficou magoado. O primeiro passo para dar um jeito na raiva, isto é, admitir que houve uma mágoa, torna-se a primeira pedra em que as pessoas controladoras tropeçam — a primeira que elas precisam superar. Coisa que é duplamente difícil para elas: ainda que possam falar com facilidade de seus sentimentos, as palavras não se transformam em emoções.

Não só — para elas — exprimir a raiva é um momento difícil, como também lhes parece excessivamente difícil aceitar responsabilidade adequada por ferirem outra pessoa. Se você ficar zangado com uma pessoa controladora pelo fato de ela o ter ferido, você poderá acabar descobrindo que é uma experiência especialmente não gratificante. Quando você disser a que veio, a pessoa controladora provavelmente lhe dará uma detalhada explicação para provar que agiu fundamentada nas melhores das intenções. A culpa é *sua*. A mágoa imposta a você, na verdade, não foi mágoa coisíssima nenhuma, mas sua própria negligência finalmente trazida à vida por seu generoso comportamento que, por certo, foi para o seu próprio bem. Confuso? É de se crer que você fique confuso.

Pode ser difícil lidar com as pessoas controladoras porque são — simplesmente — intelectualmente tão envolvidas e tão afastadas de seus sentimentos que, na realidade, não são mesmo francas. Pior que isso, elas têm limitada capacidade de aceitar sua desonestidade e, assim, quando acuadas, são desculpas defensivas. Elas se consideram como pessoas que precisam ser perfeitas e usam suas formidáveis defesas para afastarem-no de qualquer discussão significativa de seus sentimentos, sua raiva, ou os pontos fracos *delas*. Quando essas pessoas ficam *mesmo* com raiva, é extraordinariamente desagradável. A gente tem a impressão de que está na mesma sala com um tirano louco. Elas são incapazes de dizer, simplesmente: "Você me magoou". De tal maneira a raiva dessas pessoas está atada a defesas intelectualizadas, que ela nunca é realmente livre para ser manifestada simples e diretamente. Em vez disso, a raiva se precipita em torrentes de ira. Tais pessoas precisam aprender a exprimir sua raiva um pouco de cada vez e, acima de tudo, precisam chegar a compreender que podem ficar com raiva sem perderem o controle — sem se arrebentarem em pedaços.

As pessoas mais preocupadas com estima e com as aparências superficiais, freqüentemente, suprimem sua raiva ocultando-se atrás de um ato de alguma espécie. Por exemplo: podem agir de maneira selvagem, histericamente enraivecidas; mas, quando interpeladas sobre isso, não quererão admitir que há algo de realmente errado. Dirão: "Eu só estava fingindo". Tais pessoas antes preferirão desempenhar o papel de uma pessoa enraivecida do que admitirem seus verdadeiros sentimentos de raiva. Revelarem sem rebuços seus sentimentos é arriscarem-se a serem julgadas. Ao invés de se arriscarem a perder o respeito ou admiração que você possa lhes tributar, elas disfarçarão sua raiva.

Seus sentimentos muitas vezes se manifestam através de queixas físicas. Não há quem não esteja familiarizado, por exemplo, com dor de cabeça provocada por raiva contida: "Estou com uma de minhas dores de cabeça", diz o refrão, em lugar de: "Gostaria de dar um murro em seus dentes!", que bem poderia estar mais próximo da raiva sentida. Mascarando sentimentos reais, estes sintomas físicos poupam a pessoa de ser julgada e rejeitada por estar raivosa (e, por conseguinte, por ser "ruim").

Outra maneira que estas pessoas têm de darem um jeito na raiva é "se descartarem" de qualquer erupção de raiva como se essa erupção nada tivesse a ver com elas. Posteriormente, com toda a conveniência, poderão esquecer a explosão e recusarem-se a aceitar a raiva como sendo delas mesmas. O problema de se haver desta maneira com a raiva é que ela consome tanta energia, nos desgasta muito, e a raiva jamais é realmente dirigida para a pessoa que a causou. As pessoas que deveriam ser atacadas jamais acabam sabendo que causaram alguma mágoa. A pessoa ofendida nem se defendeu diretamente, nem se manifestou diretamente, de forma que não há alívio do ciclo de mágoa e raiva.

Estes três tipos de personalidade, e seu relacionamento com o sentimento de raiva, foram discutidos com certo detalhamento porque cada um de nós é uma mistura bem peculiar de todos os três. Todo mundo partilha algumas defesas em comum com todos os três tipos, mas em graus que variam amplamente.

Alguns dentre nós temos grandes reservas de raiva, reservas que exigem toda a nossa energia para serem manipuladas. Tal acumulação de sentimentos não resolvidos precisa ser reduzida a níveis em que começamos a ter energia disponível para investir no mundo exterior. É difícil reagir ao mundo de uma maneira justa, simples e de afastamento se você continuamente se sente ansioso de que irá perder o controle e explodir.

Quando você está repleto de sentimentos negativos, está pronto a batalhar por qualquer "dá cá aquela palha", sem falar numa palavra ou olhar. Lógico que há certos dias que são propícios a isto. Existem dias em que é difícil identificar o que está indo mal, de forma que passamos o dia todo irritados e impertinentes, procurando gente para brigar e sendo, de um modo geral, desagradáveis. Viver, porém, constantemente assim, é intolerável.

Nas formas tradicionais de psicoterapia, as pessoas com sentimentos dolorosos tão persistentes são reconduzidas a seu passado para descobrirem a fonte da dor original e, depois, para se porem de acordo com ela. A teoria é que a pessoa — agora mais velha e mais sábia, e possuidora da perspectiva de um crescimento de muitos anos e de muito sofrimento, será capaz de encarar a antiga dor de uma nova distância e exatidão e, assim, ser capaz de se despojar de seus velhos instrumentos de defesa para se haver com essa mesma dor. Este método nem sempre funciona com tanta simplicidade e limpidez, na prática. O simples crescer significa um ganho de nova perspectiva sobre as mágoas do passado, assim como dos sucessos, amores e ódios, de forma que podemos ver o presente colocando-nos mais de acordo com o que *é* e menos com o que *foi*.

A melhor maneira de mudar a perspectiva de alguém com relação ao passado é ocupar-se francamente dos sentimentos do presente e resolver esses sentimentos tão completamente quanto possível, à medida que eles acontecem. Se você estiver zangado, demonstre sua zanga. Não se refugie numa dor de cabeça. Não finja que você é superior a esses sentimentos. E não tente ignorá-los e sepultá-los no passado.

Todo processo terapêutico acontece no presente, quer os eventos em discussão pertençam ao presente, quer pertençam ao passado. O que de mais importante você deve aprender em qualquer forma de terapia é uma maneira melhor de descarregar os sentimentos, de forma que fique um mínimo de resíduo dos encontros emocionais e que você fique livre para interagir sem legados emocionais.

A maneira de modificar sua atitude com relação ao passado é tornar-se tão honesto quanto possível no presente. Ser totalmente honesto é a melhor maneira de viver, de qualquer forma. Existir em graus de honestidade menor desgasta muito de nossa energia e sempre se apóia em defesas. Você não pode passar sua vida toda contando mentiras — especialmente para si mesmo. Tornar-se totalmente honesto é o primeiro passo para tornar-se livre. E o segundo passo é exprimir abertamente seus sentimentos.

Outras pessoas poderão achar que você está exagerando na primeira vez em que manifestar fortes sentimentos abertamente — tais como a raiva. É só se lembrar de que a maioria das pessoas evita fazer qualquer tipo de perturbação — "não faça onda", dizem-nos — e sua raiva, mesmo que suave, parecerá como algo de incomum. Algumas pessoas ficarão espantadas ou preocupadas com a sua honestidade. Isto é muito ruim. Você apenas tenta falar a verdade tal como a vê. Muitas pessoas — pessoas com as quais você se importa — aceitarão, ou, pelo menos, tolerarão sua nova atitude. Aquelas que não quiserem, não estarão respeitando o direito que você tem de ser uma pessoa.

Poderá levar alguns meses para que você considere natural exprimir seus sentimentos, especialmente a raiva. Quando primeiro você começar a ser aberto, poderá sentir suas emoções embutidas correrem para a superfície, quase que atropelando você com o ímpeto delas. É tentador encerrar o trabalho e sofreá-las de novo. Seja corajoso. Não se contenha. Deixe-as saírem. O processo de aprender a exprimir os sentimentos é doloroso. Ele exige que você esteja determinado a fazê-lo. Grude-se nele. Ele compensará, na medida em que sentimentos enclausurados de mágoa e de raiva do passado saírem e escaparem como cápsula espacial inútil sobre os sentimentos presentes que são a sua contrapartida.

Agora você não mais se sentirá como se sempre precisasse ficar em guarda para deter sentimentos proibidos. À medida que você mais se habituar a ser aberto, ficará espantado de ver quão pouco tempo e energia são necessários para estar sintonizado com seus sentimentos. Dizer: "Você me magoou", literalmente, se tornará uma coisa natural. As pessoas desonestas acharão mais difícil lidar com você e se manterão à distância — pelo que você poderá ser muito grato. A vida será mais plena e mais rica porque haverá mais de você disponível para as pessoas e as coisas que você ama no presente.

Com o tempo, outra coisa importante acontecerá: os sentimentos que você agora reprimir não serão seus sentimentos do passado de há muito esquecido, dos começos da infância, mas os sentimentos da vida presente, cotidiana. As raivas desta semana, de ontem, de hoje, de amanhã, são agora as rés. Não serão mais as grandes mágoas, mas os pequenos acontecimentos que o insultarão e magoarão, a cada dia. É a sua maneira defeituosa de enfrentar os sentimentos numa base de dia-a-dia que causa a maior parte da dificuldade em sua vida, e isto pode ser reconhecido e ajustado sem ficar rebuscando toda a pesada bagagem do passado. O processo de crescer, de se tornar, é contínuo. Se formos abertos a ele, ele poderá oferecer novas oportunidades para nos encontrarmos e modelarmos de novo o curso de nossas vidas. Assim como a adolescência oferece novas oportunidades para reexaminarmos as questões da independência, controle, estima e identidade, os anos remanescentes de nossas vidas apresentam oportunidades para nos redefinirmos, para procurarmos nossa liberdade e para aprendermos a ser nós mesmos sem nos desculparmos.

Uma vez mais, o segredo do sucesso neste processo contínuo de crescimento é sermos honestos para com nossos sentimentos o tempo todo. Toda vez que você for desonesto, estará criando um problema, reforçando uma energia negativa ou estará reforçando um velho sistema defensivo que, então, distorcerá a realidade e interferirá em sua capacidade de enfrentar o mundo.

Se você estiver magoado e não experimentar a raiva que espera sentir, pergunte a si mesmo por que não a sente. Para onde foi a raiva? Você a está escondendo? Está fingindo que ela não o incomoda? Por que é que você não deveria sentir-se raivoso se está magoado? Está com receio de parecer vulnerável aos olhos de uma determinada pessoa? Quando você tem medo de se expor na frente de uma dada pessoa, mas foi capaz de se expor na frente de outras, isto pode significar que, na verdade, você não confia nesta pessoa. Você está com medo de que se arriscará, expondo-se perante aquela determinada pessoa. Ela poderá tornar a magoá-lo, ou poderá partir para a desforra. Pois bem: diga-lhe isso! Se a expressão natural de algum sentimento seu for bloqueada pela presença de outra pessoa, essa mesma pessoa estará impedindo que você seja alguém honesto e livre. As inibições que você sente são, na verdade, as defesas dessa outra pessoa, atuando no sentido de obstruir você. Assinalando o quanto a presença dessa outra pessoa o inibe torna-se difícil para você ser o melhor de si mesmo, e seu mais honesto eu é sua melhor arma e sua mais valiosa visão das coisas. É, provavelmente, uma boa idéia evitar as pessoas que acentuam ou encorajam a sua desonestidade. Já é suficientemente difícil ser honesto sem convidar situações que trazem para fora o que há de pior em você.

Naturalmente, há ocasiões em que exprimir a raiva cria problemas. Todo mundo está familiarizado com o empregador exigente e que não dá valor a ninguém e que trata os empregados como objetos, fazendo com que eles se sintam insignificantes, magoando-os constantemente e usando sua autoridade para intimidá-los.

Os empregados se sentem irritados e ficam na defensiva, e tendem a encarar negativamente o patrão, mesmo quando ele não tem intenções negativas. Manifestar raiva numa situação como esta acarreta complicações, sendo que perder o emprego não é a menor delas. Caso você tenha um empregador como este, você tem uma chance — pode aprender a aceitar suas maneiras negativas sem se envolver pessoalmente, ou então, pode mudar de emprego. Lógico, porém, que nem sempre isto é tão fácil quanto parece. Muitas pessoas se sentem presas a um emprego pelo medo de mudarem porque não querem perder os longos anos consagrados àquela firma. As estruturas protetivas fornecidas pelos longos anos e pelos sindicatos são notavelmente semelhantes a nossos sistemas defensivos psicológicos. Originalmente, foram elaboradas para não nos deixarem ser vulneráveis e para nos protegerem de alguma possível mágoa. Depois, ficamos dependentes delas e achamos difícil atuar sem elas. Temos uma maneira de recriarmos em nosso ambiente imediato os mesmos problemas e padrões que nos aprisionam em nossas mentes.

Concordo em que — da maneira como é elaborada nossa atual sociedade — mesmo quando nos libertamos de nossas próprias defesas, nossa abertura tende a nos colocar num certo conflito com os padrões de defesa e de controle do mundo em que estamos tentando sobreviver. Ainda assim, sempre há oportunidade para ampliarmos a abertura e o acesso a nossos próprios sentimentos, e aos sentimentos dos outros. Este é o mundo real, o mais acessível, o mais recompensador e sobre o qual você pode fazer valer o máximo de controle saudável, para o seu próprio bem.

Freqüentemente, as pessoas com as quais ficamos zangados são pessoas sem rosto nem nome, pessoas que passam tão rapidamente que mal reparamos nelas — o motorista do ônibus que bate a porta em nossa cara, o policial com uma mancha no ombro, a sórdida empregada, o bilheteiro irritado, o antipático motorista de táxi, o advogado prepotente, o médico arrogante. Tudo nos magoa de uma maneira que nos deixa com raiva, mas precisamos dos serviços e da assistência desta gente e somos forçados a agüentar seus modos negativos e suas atitudes hostis.

Mas, como enfrentar a raiva criada por gente assim? O médico, muitas vezes, se porá na defensiva e ficará arrogante, ao ser enfrentado. O advogado achará alguma maneira de revidar, cobrando de você um preço extorsivo, indiscutivelmente. No melhor dos mundos, seria possível simplesmente dizer à pessoa que ela magoou você. Mas muitas dessas pessoas não se importam, na verdade. O que fazer, então? Ficar afrontado por estes episódios e tomá-los como uma ofensa pessoal é a pior coisa que você pode fazer. Você acabará desperdiçando uma grande quantidade de energia e muito pouco ganhará. Ainda assim, mesmo nestas situações, poderá chegar o momento em que você utilmente poderá dar sua opinião sobre o comportamento dos outros sem rodeios e honestamente. Diga ao motorista de táxi que sentiu que ele foi rude e que por isso mesmo não lhe está dando gorjeta. Diga à pessoa que foi grosseira com você: "Você está com uma mancha no ombro, e não serei eu que irei limpá-la".

Uma vez mais, é deixar que o problema seja *dos outros*, e não seu. Fique grato pelo fato de seus próprios sentimentos estarem patenteados de maneira tal que fazem de você um ser humano. Você não está contente por não ser o motorista de ônibus que está zangado o tempo todo? Se alguém magoa você de caso pensado, o problema é desse alguém, mas deixá-lo assumir o controle sobre seus sentimentos e fazer você ficar zangado o dia todo, é problema seu. A melhor maneira de tratar estas pessoas é sintonizar com os seus próprios sentimentos — caso você o faça, tais pessoas terão muita dificuldade em fazer você se zangar.

Se sua raiva começar a crescer, eis aqui algumas maneiras de deixá-la escapar. Imagine a pessoa que o ofendeu vestida com trajes ridículos, tais como calção e penas vermelhas. Uma fantasia ridícula ajuda a dissipar muito bem a raiva e em seu rosto surgirá um sorriso que deixará a outra pessoa completamente maluca. Além disso, a outra pessoa já está usando um disfarce ridículo, pelo simples fato de ser uma pessoa zangada. Sua imaginação o ajudará a pôr isto na devida perspectiva.

Existem outras maneiras de extravasar a raiva. Escreva uma carta furiosa, mas não a ponha no correio. Guarde-a e leia-a de novo depois de um mês. Você pode telefonar para a pessoa que o ofendeu, sem tirar o fone do gancho, deixando toda a sua raiva explodir. Qualquer coisa que ponha você em contato imaginário e que libere seus sentimentos, funcionará muito bem. Mesmo que você se sinta canhestro, experimente. Você ficará espantado de ver o quanto se sentirá melhor.

Esmurrar um travesseiro por uns dez minutos também ajuda muito a desanuviar certas pessoas. O mesmo se diga de dar uns berros. Cuidado, porém: estes recursos podem se tornar fins em si mesmos e só podem ser usados para substituírem a coisa real quando a pessoa propriamente dita não estiver disponível ou quando faltarem a você a coragem e a capacidade de enfrentar diretamente a tal pessoa.

Gaste algum tempo, outrossim, para reconhecer as maneiras físicas pelas quais *você* sente raiva. Cada um de nós possui um local especial, diferente, para sentir raiva. Algumas pessoas sentem como que uma compressão no pescoço, outras têm uma sensação de queimadura. Pense sobre onde *você* sente raiva e anote isso. É o sinal de que você dispõe de que tem que fazer alguma coisa para extravasar a raiva.

Extravasar a raiva quando você a sentir é *toda* a diferença que há no mundo.

CAPÍTULO CINCO

CULPA

Culpa é o sentimento de ser indigno, mau, ruim, cheio de remorsos, autocensurável, detestando-se a si mesmo. A culpa é o resultado de contermos dentro de nós mesmos por tanto tempo a raiva, que ela se volta contra nós. A culpa é um sentimento complicado, e assim como as pessoas são magoadas por diferentes atos, elas também se sentem culpadas de diferentes maneiras. As pessoas que se sentem culpadas só com a sua presença já castigam as outras. Elas tendem a reforçar o lado negativo do mundo e a ignorar o positivo. São sem alegria. Não se consideram dignas de aceitar o que os outros dão e, assim, não se sentem realizadas e não podem retribuir. Se bem que as pessoas culpadas possam não ser capazes de sentir ou de admitir sua raiva, existe uma qualidade de raiva em seu modo de ver as coisas que faz com que as outras pessoas se sintam rejeitadas e esgotadas. Elas parecem chafurdar em seus sentimentos negativos como um modo de se punirem a si mesmas. Considerando que a maioria dentre nós nos sentimos culpados com relação a alguma coisa em nossas vidas, a pessoa ancorada na culpa nos recorda um sentimento desagradável que preferiríamos esquecer. As pessoas culpadas convidam à rejeição e à mágoa ao recusarem ofertas de ajuda e amizade. É

89

como se elas se sentissem melhor quando as outras pessoas as tratam mal.

A exemplo da pessoa com raiva, a pessoa que sofre de culpa faz um esforço tenaz para dirigir seus sentimentos contra a fonte de sua raiva — há tanto tempo contida. Ela dá coices indiscriminadamente, e acaba ficando numa posição difícil de defender. Imagine-se quão amalucada, desprezível e indigna semelhante pessoa se sente quando dá um pontapé no gato de casa, berra com as suas crianças ou bate a porta estrepitosamente para aliviar suas frustrações. A culpa resultante provém não só de perceber que sua reação foi inadequada, mas também desnecessariamente prejudicial. Ela se sente tão cruel quanto a pessoa que, inicialmente, a injuriou. Ela começa a duvidar de que seja digna e volta sua raiva para dentro de si mesma, reforçando os sentimentos de culpa.

Como vimos no capítulo anterior, quando a raiva é contida dentro de nós, ela se inflama e se expande até se tornar todo o mundo interior da pessoa. Não manifestada, com freqüência, assume a forma de raivosas fantasias e raivosos sonhos. Quase todo mundo já experimentou isso. Alguém nos fere e as circunstâncias — ou nossa própria relutância — nos impedem de dizermos alguma coisa à pessoa. Você se sente manipulado, pois se aproveitaram de você. No olho de sua mente, você vê seu atormentador e freme de raiva. Enquanto caminha pela rua, você fica tão absorto em sua raiva e em maneiras imaginárias de se desforrar, que segue a direção errada. Você começa a reviver as cenas de sua injúria e, em sua imaginação, faz uma vingança, uma retaliação. Talvez você humilhe sua vítima na presença de outros e a embarace, ressaltando cruelmente seus defeitos. Ou você se imagina dando um telefonema a um poderoso amigo, a quem você orienta para que despeça a pessoa, ou que a repreenda por tê-lo ofendido... pois você é um amigo tão importante do poderoso empregador dela. Ou então, é de manhãzinha. Seu atormentador está amarrado a um poste. Recusa ser vendado. Muito bem: você poderá mirá-lo olho a olho. Você dá a ordem ao pelotão de fuzilamento: "Pronto... apontar..." Sede de vingança!

Se se permitir que as fantasias de raiva se desenvolvam como a mágoa, e se a raiva ficar recolhida, elas podem conduzir a sentimentos de culpa. Logo você, que normalmente se representa como calmo e razoável, se achará mantendo fantasias de violência física e de excruciante tortura. Os grandes inquisidores medievais serão insignificantes, comparados a você. Sua imaginação, impelida pela raiva enjaulada, equipara-se ao pior monstro do mais terrível filme de terror. Pior ainda: você se surpreende olhando no espelho. Você está até mesmo gostando disso: O que você faz face à sinistra revelação sobre si mesmo? Sente-se envergonhado, desliga-se das coisas, ou apenas se sente exausto com tudo isto? Você poderia começar dando-se conta de que a mágoa, muito provavelmente, não foi intencional, antes de mais nada, e que você está tornando a situação pior do que ela realmente é. Às vezes, esta compreensão é quanto basta para, no íntimo, começar a desafogar a raiva, liberá-lo da preocupação e poupá-lo da culpa.

Às vezes, não basta. As fantasias raivosas e a culpa que elas criam podem continuar a se nutrirem a si mesmas. Você pode até mesmo esquecer a mágoa que deu início a tudo isto, e ficar preocupado e incapaz de parar de pensar em vingança. Você também se dá conta de que é o único a ter estes maus pensamentos. O outro apenas o magoou, mas você está vivendo numa atmosfera de ódio. Você se sente pior. Agora, você começa a desconfiar que há algo de errado. Talvez você realmente merecesse ser tratado da maneira que a outra pessoa o tratou. Talvez ela tenha entrevisto o potencial de mal que há em você, e que você, tão eloqüentemente, demonstrou... a si mesmo. Você começa a se sentir tão mal consigo mesmo que pensar na mágoa que desencadeou tudo isso, na verdade, faz até você se sentir melhor. Uma pessoa culpada como você bem que mereceu o que recebeu, certo? Uma culpa como esta pode dominar a pessoa e começar a dirigir as energias para dentro à medida que ela, a culpa, começa a punir, muitas vezes de maneiras ilógicas e descontroladas. A memória só seleciona evocações negativas. Os testemunhos de realizações positivas anteriores e de bons feitos, que apoiariam uma imagem positiva, são difíceis de achar. Estamos tão convictos de que devemos ser maus que até lutamos com mais denodo para encobrir nossa raiva — afinal de contas, temos o direito de fazê-lo. Tornamo-nos mais fechados, menos comunicativos, menos à vontade na presença dos outros — com tanta energia entrando em nós, só tiramos energia daqueles que estão em torno de nós.

Assim, a culpa severa se torna uma terrível armadilha. Se a pessoa culpada começa a exprimir raiva, ela poderá sentir que está apenas provando que ela é a pessoa ruim que, no íntimo, ela suspeita ser. As pessoas com sentimentos de culpa muitas vezes receiam ser punidas por sua raiva, a qual, em segredo, acreditam que merecem. Elas podem até agir de uma maneira que convida à rejeição ou à mágoa porque, na verdade, sentem-se aliviadas quando são castigadas. Parecem estar viciadas em trabalhos que não dão compensação e em situações de vida que são punitivas. Não admira. O constante tormento externo, pelo menos, as poupa do fardo da autopunição. É uma maneira torturada de viver.

Não é fácil safar-se desta culpa. Você precisa olhar as razões por que você não foi capaz de manifestar sua raiva logo de início. De que é que você tinha medo? Você não estava consciente de que estava sendo magoado? Temia ser rejeitado pela pessoa que o magoou? Como foi que você caiu na armadilha representada pela contenção, em seu íntimo, da raiva? O que é que você receava que acontecesse se a deixasse extravasar? Você precisa entender algo a respeito daquilo que o pôs numa complicação antes de retornar ao assunto e tentar resolvê-lo. A raiva que você transporta tem que ser justificada pela própria mágoa — pela realidade, não por suas fantasias. Raiva mal direcionada, medo sem fundamento faz com que você se sinta instável e nada resolva — na verdade, fazem você se sentir pior.

A espécie de culpa mais difícil de resolver é aquela criada não por um único incidente, mas por diversos incidentes durante um longo período de tempo. Tornamo-nos rígidos em nosso padrão de comportamento, retemos todas as mágoas e negamos qualquer perigo. Vamos pela vida carregados de culpa, acusando-nos por qualquer coisa que dê errado.

Ter raiva de alguém que você deve amar é algo que, em especial, induz a culpa. Nossos filhos, nossos pais, por exemplo.

Uma mãe ou um pai ansiosos podem ter sentimentos misturados para com seus filhos e, ocasionalmente, podem até, *em segredo*, desejar se livrarem da responsabilidade da paternidade e, de um modo mais geral, da condição de adultos. Mas tais parentes muitas vezes não podem aceitar estes "horríveis" sentimentos. Ao invés, sentem-se culpados e dirigem sua raiva para dentro de si mesmos. Ficar com raiva do próprio filho (assim muitos de nós aprendemos), significa ser um pai ruim. E ficar com tanta raiva que às vezes até quereríamos que os filhos nem existissem... bem, isto é um pecado capital. Mas o pensamento não é pai do ato, e são os *atos*, não os pensamentos ou os sentimentos que estão sujeitos à punição racional externa.

Na verdade, de vez em quando ficamos com raiva de nossos filhos. O problema surge quando ficamos com raiva de nossos filhos e fingimos que não estamos com essa raiva. Freqüentemente, isto favorece manifestações de compensação de afeição, nascidas mais de nossos sentimentos de culpa do que de um verdadeiro afeto. As crianças sentem que há algo de errado, mas sentem-se confusas e, naturalmente, relutam em mostrar *seus* verdadeiros sentimentos. Nós, pais, disfarçamos nossa raiva tão bem quando nos damos às crianças que, por sua vez, estão tão famintas de receberem algo de nós, que até acham que está errado pensar... que seus maravilhosos pais são insinceros. Suas necessidades fazem com que elas, crianças, distorçam sua percepção. Precisam de pais. que as amem, de forma que vêem seus pais como criaturas que as amam... ou *quase*. Elas são também muito espertas — e tudo isso conduz a uma orientação de vida pouco saudável para uma criancinha que começa a permitir que suas necessidades modelem sua realidade. E a dose excessiva de doação torna o crescimento mais difícil para o pai, que agora pode se sentir obrigado a sustentar sua imagem de pai "doador" e, destarte, sustenta sua própria imagem mascarada, não porque assim sinta e assim queira. Tal pai pode encarar a criança como um empecilho para o seu (ou sua, se for a mãe) próprio crescimento e desenvolvimento. No entanto, o verdadeiro empecilho é o próprio pai (ou mãe). Com medo de crescer, usam a criança como uma desculpa, mas dissimuladamente. Nosso propósito deveria ser *não* dissimular.

Pais como estes, freqüentemente, solapam qualquer manifestação de raiva por parte das crianças, especialmente raiva que vise os pais. Se a criança diz: "Eu odeio você", como as crianças freqüentemente dizem, mesmo a propósito de coisas triviais, e se você se sentir inseguro quanto à sua própria raiva contra a criança, você poderá dizer "*Jamais* diga uma coisa assim. Como é que você tem coragem... você magoa meus *sentimentos*..." A criança se sente culpada e aprende que é mau deixar escapulir a raiva, especialmente raiva dos pais. E também não é seguro — ela pode perder o amor dos pais. Melhor calar a boca, tal como o menino

94

ou a menina ruim que ele (ou ela) bem que deve ser. E como o adulto muito zangado em que ele poderá se tornar provavelmente, se tal troca se tornar um padrão entre pai e filho.

Vamos, agora, encarar o assunto de outro ponto de vista — sentir-se zangado e culpado para com nossos pais. Gostamos de pensar em nossos pais como sendo gente que tudo dá, que sempre nos assumirão e nos aceitarão. Infelizmente, nossas expectativas de como nossos pais são ou deveriam ser nem sempre são sustentadas pela realidade. Pais são simplesmente pessoas que têm filhos. Pelo fato de terem filhos, não se tornam, necessariamente, mais responsáveis, ou mesmo, mais amorosas. A condição, não resta dúvida, propicia uma oportunidade e um desafio, mas não elabora um caráter. Na verdade, para algumas pessoas, a paternidade dissipa as talvez até limitadas reservas emocionais que elas tenham. Assim como não é *qualquer um* que deveria ser pai, também não é qualquer um que consegue ser um bom pai.

O ressentimento entre pais e filhos pouco propensos a assumirem seus papéis se nutre na raiva repudiada tanto por uns como por outros. Muitas vezes, o produto de um pai assim torna-se um adulto que não sabe como se haver com sua raiva. Ela abriga ressentimento contra seus pais, que encara como artificiais e falsificados, *agindo* de uma dada maneira, mas retendo aquilo de que a pessoa mais necessita — amor e apoio. A raiva que não pôde ser proclamada na infância ainda luta por se expressar, de forma que está preparado o cenário para um adulto que emergirá sentindo-se culpado por continuar a dar abrigo à raiva e ao ressentimento. Ele pode até ter receio de fazer qualquer coisa que seja estritamente para si mesmo, por sentir que — atendendo a seus próprios desejos e necessidades — estará, de certa forma, dando voz a seus sentimentos antipaternos, que evocam sua velha raiva e trazem à lembrança sua culpa sepultada.

É difícil romper um padrão como este, mas não chega a ser tão difícil como continuar a viver acorrentado pela culpa. Se você for forçado a viver no constante receio de magoar os sentimentos de seus pais, sua vida se tornará uma dolorosa repetição de sua confusa infância. Mas confrontar-se face a face com seus pais traz na verdade riscos de produzir mais maus sentimentos do que de diminuí-los, a menos que agora, sendo adulto, você tenha deposto sua atitude defensiva e abordado o problema de uma maneira calma e objetiva (não numa confrontação cara a cara, como garotos, mas num intercâmbio direto e franco, como adultos). No entanto, saiba de antemão: pais que produzem culpa em seus filhos têm uma maneira de agir como se fossem desamparados e como se ficassem magoados, quando se tornam mais idosos. Podem manifestar tal sentimento de solidão e isolamento que a culpa atiçada por uma confrontação face a face pode ser excessiva para *você*.

A melhor política é parar de fingir para seus parentes que você não sente o que está sentindo mesmo, ou que os seus sentimentos não têm importância. Caso seus pais o tenham irritado ou o tenham feito sentir-se culpado, deixe isto bem claro. Se você disser isso a seus pais eles lhe mostram o quanto você os magoou ao lhes dizer isto mas, praticamente, nada há que você possa fazer. Ninguém está dando ouvidos a você. Se este for o caso, caso não haja sequer um desejo — ou capacidade — de prestar atenção a você, então pouco você terá em que se basear — exceto sua própria capacidade de autopunição, em que você, interminavelmente, persiste. O que você poderia fazer para agradar um pai assim? O melhor que você tem a fazer é tratar de viver sua vida da melhor forma possível, não esperando, todavia, que seus pais fiquem contentes por sua causa. É nestes termos que você deve pensar, caso você queira ficar aliviado das cadeias emocionais que o mantiveram preso à culpa.

Pessoas que produzem culpa, tais como certos pais, são sempre melhor tratadas quando se é perfeitamente franco e objetivo com elas — mesmo não sendo, porém, provocador, como se estivéssemos encenando *Quem Tem Medo de Virginia Woolf?* Eis um exemplo: uma conversa telefônica entre uma mulher e sua mãe, tipo manipulador, produtora de culpa. O objetivo é ilustrar que a franqueza ajuda a retirar o fardo de exprimir a raiva e devolve o problema à mãe, a quem, no caso, pertence o dito problema.

Mãe — Faz um tempão que você não me telefona.

Filha — Tenho andado muito ocupada. Bobby está resfriado, Charlie está se preparando para fazer uma palestra no encontro de vendedores, na California e tem andado muito tenso.

Mãe — Olhe, decidi que seria uma boa idéia ir a Los Angeles com vocês dois. Eu poderia chegar após a reunião e passaríamos juntos as duas semanas seguintes.

A filha, que não tinha incluído a mãe em seus planos de férias, está pensando numa dúzia de maneiras diferentes de dizer isto. Cogita de dizer: "Olhe, mamãe, ainda não fizemos nossos planos definitivos e pode ser que não consigamos reservas". Mas ela sabe que sua mãe poderá perguntar por que e suas desculpas frágeis seriam instantaneamente alvo de suspeitas. Ela seria acusada de não querer a mãe junto de si, de não amá-la. Ela então teria de reagir de maneira excessiva para provar à mãe que, na verdade, ainda gosta dela, e que lhe faria uma oferta para ir junto com ela e o marido, se houvesse oportunidade. Lógico que a mãe investigaria então a questão das reservas de hotel em Los Angeles como se fosse um agente de viagens e, uma hora depois, tornaria a telefonar que tinha achado vagas para os três num hotel. Não se brinca com uma mãe assim! Elas agem como se fossem pessoas desamparadas para despertarem dó, mas acabam se revelando mais inventivas que um personagem de Agatha Christie caso suspeitem de que estamos querendo evitá-las. A filha tenta uma abordagem direta, fiel à verdade.

Filha — Charlie me disse que, na verdade, ele prefere ficar sozinho comigo nas férias, depois da reunião, porque tem trabalhado muito e só quer ficar comigo. Ou seja, não quer saber de crianças, de sogra. Não adianta.

Mãe — Oh!... (A revelação a bloqueou por um momento.) Mas eu estava fazendo planos!... Além disso, eu não atrapalharia ninguém. Sua irmã e seu cunhado me convidaram a passar as férias com eles.

Filha (sendo objetivamente franca e suspeitando também de que sua irmã não é nenhuma louca e, portanto, jamais teria feito um convite assim): — Então, por que a senhora não vai com eles?

Mãe — Bem... ainda não resolvemos. Além disso, eu disse a eles que provavelmente viajaria com você e Charlie. Mas se você não quer que eu vá...

Filha — Olhe... a senhora não deveria ter falado antes de saber de nossos planos...

Foi importante, para a filha, não se desgarrar da verdade. Dizendo a verdade, forçou a mãe a reagir à situação real, em vez de atacar quaisquer possíveis defesas que a filha pudesse ter. Ela não tentou evitar a mãe. "Evitar" é um jogo antigo, que sua mãe sabia muito bem jogar. O único poder da mãe sobre a filha repousava na possibilidade de fazer a filha mentir, apanhá-la em flagrante e, então, numa demonstração de mágoa, fazer a filha se sentir culpada. Dizendo a verdade, a filha se valeu de sua maior força. Caso ela tivesse inventado, se tivesse dito algo que ela achasse que a mãe aceitaria melhor, ela teria se fechado a si mesma dentro da armadilha preparada pela mãe com seu "jogo". Ela disse a verdade. Caso sua mãe não pudesse suportar a verdade, não seria culpa da filha — a culpa estava fora de seus ombros. Ela teria que aprender a aceitar os sentimentos de rejeição de sua mãe como criação da personalidade de sua mãe, do estilo de vida dessa mesma mãe, e não teria que se sentir culpada por causa disso. Lembre-se: você não tem obrigação de mentir para ninguém. Você sempre deve a si mesmo a verdade. Também as expectativas de seus pais para com você podem conduzir à culpa. Os planos deles para você podem refletir as metas não alcançadas *deles* mais do que o potencial que *você* tem, ou os dons de que é dotado. Resultado: você é encorajado a se medir por um padrão que nem mesmo seus pais poderiam atingir. De forma que você se vê colocado na penosa posição de ter que agradar a seus pais — antes de agradar a si mesmo. Caso você seja filho de pais deste tipo, poderá alcançar grande sucesso — aos olhos deles —, e não obstante, sentir-se miseravelmente mal em relação a si mesmo porque você não sabe o que é o sucesso, como você gostaria que ele fosse. Se você vive em função de seus pais, quem é que viverá em função de você — os *seus* filhos?... Por conseguinte, forma-se um círculo vicioso. Já é suficientemente difícil tentar dar o melhor de si mesmo numa difícil tarefa sem sentir que está desanimando seus pais, perseguindo — e atingindo — seus próprios objetivos.

Lembre-se: somados todos os prós e contras, ao final de contas, só você pode fazer por si mesmo o que for melhor. Quando você não age como realmente crê e sente, poderá funcionar dentro de seu mais elevado nível. Ir contra aquilo em que você acredita apenas para agradar a alguém sempre acaba se revelando um péssimo negócio. Jamais defenda adequadamente uma causa ou meta se você não acreditar nela.

Existem pressões sutis que podem uni-lo a seus pais muito tempo depois de você ter crescido, pressões que devem ser conhecidas melhor. Ficar zangado com seus pais, que fizeram grandes sacrifícios pessoais para mandá-lo à escola ou para ajudá-lo a encetar uma carreira, deve deixá-lo muito culpado, mesmo que, na verdade, eles estivessem tentando viver a vida deles através de você. Por mais que seja apenas vagamente insinuado, o "martírio" dos pais não fica sem ser notado. Você se sente obrigado a fazer sacrifícios por seus bons pais... E diz você, o filho nobre, que se sacrifica a si mesmo, que se sente *culpado*: "*Meus pais não devem ter se sacrificado e batalhado em vão*". Existe ainda outra conseqüência infeliz, mesmo que você tente preencher os sonhos de seus pais, sentindo-se pouco à vontade o tempo todo. No mínimo, poderá você imaginar que não os terá magoado, progredindo — agora eles estarão orgulhosos e contentes pelo fato de você ser médico, dentista, farmacêutico, encanador, costureiro, professor, seja lá o que for. Não necessariamente, porém: você poderá ter se saído *tão bem* que seu sucesso é encarado por seus pais não como a realização dos sonhos deles, mas como um esmagamento deles... "Meu filho, o médico" pode arrastar emoções misturadas por parte do pai (ou da mãe) — inveja mesclada com orgulho. Ter sucesso, agradando, também pode significar ter sucesso em desagradar. Como você se sente então? Como você pode vencer, numa situação assim? Não pode. Você sentirá, principalmente, raiva, dor e culpa. O melhor é tentar ser você mesmo.

É verdade, por certo, e é natural que, quando somos jovens, buscamos a aceitação e a compreensão de nossos pais e tendemos a confiar em seus conselhos e em sua orientação acima dos outros. E há probabilidades de que seus pais tenham as melhores das intenções para com você, assim como tinham para com eles mesmos. Mas eles são apenas pessoas, somente seres humanos, uns sábios, outros não tão sábios. Todos tendem a ter os mesmos problemas e os mesmos enfoques errados no que se refere aos seus filhos, ainda que dentro de uma graduação variável. Todos crêem sinceramente que no coração têm apenas o melhor dos interesses de seus filhos, mas não, isto não resolve tudo e pode significar um enorme fardo por sobre a criança. Dilacerada entre se achar a si mesma e agradar aos pais, a criança tem insuficiente apoio emocional para lutar por seus próprios interesses — e talento insuficiente para ser bem-sucedida nas áreas em que seus pais a encorajam. A criança poderá até nem ter jamais a experiência de obter um real sucesso às custas de si mesma. Em lugar disso, sente-se derrotada ou indigna. Pior de tudo, pode se sentir incapaz de justificar a luta por aquilo que ama. Não desenvolvendo as capacidades que possa ter, a criança chega mesmo a duvidar que tenha essas capacidades. Ela é infeliz, sente-se incompetente. Fica também com raiva de seus pais — quer admita isso, quer não — e, se não admite, acaba se sentindo culpada por causa de sua raiva.

Para se livrar de um constrangimento como este, você tem que aprender a acreditar em seus sentimentos e aceitar-se como você é. Se seus pais ainda não *se* aceitaram a si mesmos, como é que poderão aceitar você, seja como for? Se eles precisam provar que poderiam ter tido sucesso, se as circunstâncias fossem diferentes, então eles necessitam que você viva por eles aquela oportunidade perdida — coisa que, logicamente, não serve nem para eles nem para você. De qualquer forma, o propósito de sua vida não é justificar a vida deles. Tornar-se aceitável a seus próprios olhos já é uma grande responsabilidade, e deve ser a sua primeira prioridade. De que adianta a sua vida se o que a rege for outra coisa que não a busca da verdade sobre si mesmo?

No entanto, claro está, em algum lugar ao longo do caminho, é bem provável que seus pais sejam magoados. Mas a verdade é que a mágoa que eles sentem, por profunda que seja, não é tanto com relação a você, mas com relação à falha deles mesmos de se realizarem. Perceber isso às vezes é algo que leva muito tempo. Mas, se você se permitir apoiar as irreais expectativas deles com relação ao mundo, no máximo o que você terá conseguido será ter prolongado a infelicidade deles. É uma loucura conduzir sua vida de uma maneira tal que proteja os seus pais de olharem com franqueza a vida deles mesmos. Talvez eles não queiram, ou não possam. Isto é compreensível. Não obstante, também é verdade que aceitarem-se uns aos outros é o melhor caminho — e o único realista. Provavelmente, você terá que tomar a iniciativa. É arriscado, magoa, e você próprio poderá ser magoado. Se você tentar isso com seus pais, aproxime-se com cautela. Mas não deixe de viver sua própria vida.

Caso você receie que agindo no sentido de seus melhores interesses você magoará a outros, observe que este receio poderá impedir totalmente sua ação. É natural que a gente se sinta ansioso quanto a pôr em risco o amor que outros têm por nós agindo de uma maneira que, com franqueza, atende aos seus melhores interesses — e disto você está convicto. Não é necessário que seja sempre uma equação: bom para você, mau para eles — mas, freqüentemente, é o caso — pelo menos, do ponto de vista das outras pessoas — e isto pode ser um considerável constrangimento para você, se você permitir que isto o subjugue.

Tais constrangimentos podem ser excruciantemente dolorosos para as criancinhas. Consideremos, por exemplo, a criança à qual continuamente os pais estão dizendo algo visando... "Se você for bom, agirá da maneira como queremos que você se comporte, e é lógico que você é bom, porque se você não fosse, nós não o amaríamos..." Em vez de aprender a julgar o que é certo e o que é errado com base em seus sentimentos e experiência, esta infeliz criança é encorajada a conter temporariamente seus sentimentos e julgamento e a aceitar o de seus pais sem nada perguntar. O problema surge quando a criança quer fazer algo que seus pais não querem aprovar. Se ela for em frente, ela se preocupa porque poderá perder o amor de seus pais. Se ela suprime seus próprios desejos, ela solapa sua capacidade de se desenvolver a partir de seus sentimentos e experiências. Ela se vê presa de um constrangimento e fica confusa e ambivalente quanto a empreender qualquer ação que seja.

Para dissipar sentimentos ambivalentes, nada é mais útil do que forte sentimento de nosso próprio eu. Tal ponto de vista a respeito de nós mesmos não se forma da noite para o dia, nem a opinião que temos sobre nós mesmos é imutável. Todos temos capacidade de desenvolvimento e para nos redefinirmos mediante um franco encontro com a realidade. Se você não fugir aos assuntos ambivalentes, mas enfrentá-los diretamente e tentar resolvê-los, eles se tornarão cada vez menos numerosos.

As perguntas sobre as quais se fundam a maioria das ambivalências são universais: sou bom ou mau? Fraco ou forte? Esperto ou estúpido? Independente ou dependente? Livre ou controlado? Se você estiver incerto quanto às respostas a estas perguntas, você se sentirá ambivalente toda vez que se defrontar com elas. Pelo fato de as pessoas terem receio de que, ao se defrontarem com a verdade sobre si mesmas, poderão descobrir suas carências, elas tendem a evitar estas perguntas básicas, tipo ou/ou. Enfrentar tais perguntas é o primeiro e, amiúde, o mais importante passo para resolvê-las; e *aceitar* as respostas, por mais difícil que seja, é a melhor maneira de diminuir o desconforto da ambivalência.

O que você quer para si, nesta vida? O que você vai fazer para alcançar isto? O que é que está no seu caminho? Quem foi que pôs isso lá? Por que foi que você esperou que uma crise o forçasse a agir? Estas são as grandes perguntas que se seguem às primeiras. Uma vez mais, enfrentando-as, você começou a se libertar da paralisia da ambivalência. As perguntas pedem a resposta — decida quem você é, o que é melhor para você.

103

Existe, por certo, um importante equilíbrio a ser achado, entre permitir que outros governem sua vida e agir sem se preocupar com ninguém a não ser por si mesmo. Este capítulo não é um capítulo para que você faça seja lá o que quiser, para evitar a culpa. As considerações modificadoras, como sempre, implicam em tratar os outros com consideração e estima, aprendendo a amar a si mesmo e a seu potencial, educando-se a si mesmo como um precioso dom, e tratando as outras pessoas da mesma maneira. Não permita que outras pessoas o usem ou o forcem a negar seus sentimentos com base no receio de magoá-las. Esteja certo, porém, de que não as atropelará, no processo. A libertação de sua culpa não depende de você abusar delas.

O tipo mais comum de culpa provém de você se dar conta de que fez algo de verdadeiramente magoador a outra pessoa. Negar responsabilidade por essa mágoa só reforça seu sentimento de culpa. A melhor maneira de você se aliviar de tal culpa é aceitar a crítica por suas ações, desculpar-se e reparar o dano que você causou. Esta é uma maneira notável de minorar a tensão interior e de fazer com que todos se sintam melhor.

Todos nós nos sentimos culpados, de vez em quando. Nossa culpa só se torna um problema quando não a compreendemos. Vimos que a maior parte das aulas resulta de raiva que não foi suficientemente manifestada. Se você se sente culpado, descubra qual a procedência de sua raiva. Entenda como é que você foi magoado. Faça correções adequadas se magoou alguém (*adequadas*, e não intermináveis *mea culpas;* permita que as correções sejam adequadas ao "crime"). Se você se sentir culpado por ter desapontado alguém, reconsidere, de acordo com qual dos melhores interesses você estava agindo, e, à luz disso, por que desapontou alguém. Pelo menos, *olhe* a situação — simplesmente, é bem possível que você não tenha errado totalmente. É possível até que não tenha errado coisíssima nenhuma.

As pessoas que fazem com que você se sinta culpado, muitas vezes, empregam o fato de serem magoadas como uma arma. Produzir culpa em outros é instrumento poderoso e cruel; faz com que os sentimentos desçam para os subterrâneos e obscurece os sentimentos que provocaram a raiva inicial. É muito difícil resolver um conflito com outra pessoa quando você é levado a argumentar a partir de sua posição mais fraca, mais defensiva. Quando alguém faz com que você se sinta culpado, esse alguém extrai de dentro de você uma pessoa menos amadurecida, mais na defensiva. A culpa traz para fora de nós o que temos de infantil, ou seja, a pessoa que mais medo tem de ser punida e que mais receia não ser digna de amor. Também é a parte de você que, eventualmente — se a pessoa sustentar o "jogo" — pode ser tentada a contra-atacar da mesma maneira, o que então evoca a mesma reação na outra pessoa: Você me magoou, eu magôo você... Eventualmente, vocês dois acabam dominados pelo sentimento de culpa, e nem a raiva de um, nem a de outro, encontra solução.

A única coisa a fazer numa situação como esta é ser claro quanto a seus sentimentos e expressá-los claramente. Ressalte que você acredita que a outra pessoa está usando sua culpa para magoá-lo e que, não importa quanta mágoa você possa ter inflingido a ela, isto não justifica retaliação com matança, de uma maneira que produza sentimento de culpa. Um de vocês tem que assumir a responsabilidade pelo estabelecimento de limites. A pessoa que for mais saudável, deve dizer "já basta, é suficiente" — e parar. São necessários dois para discutir. Promissoramente, que a parte saudável seja você.

Mesmo assim, depois de todas as coisas boas, certas e saudáveis terem sido ditas e feitas, a maioria de nós continuará a sentir uma certa culpa quando ficar zangada com aquelas pessoas que — supõe-se — deveríamos amar. Espero que, a esta altura, já tenha ficado claro que temos que exprimir nossa raiva e que temos que magoar, independentemente de quem nos tenha magoado. A manifestação adequada da raiva reencaminha para fora de nós os sentimentos negativos e é vital para restaurar nosso equilíbrio emocional. É verdade que manifestar nossa raiva às vezes pode ser encarado pelos outros como algo que magoa, mas você não pode se dar ao luxo de carregar os fardos deles — não às custas de sua própria vida. O objetivo máximo de sua vida é você se tornar o melhor de si mesmo. E seu objetivo imediato é se pôr na trilha que o conduzirá até lá. Por que é que você deve se sentir culpado, se se recusa a ser intimidado por uma pessoa que insiste em se interpor no caminho, que você toma para chegar a ser o melhor de si mesmo ou que se "magoa" quando você — finalmente — encontra esse caminho e passa a palmilhá-lo? Você jamais agradará verdadeiramente (apenas apaziguará) tal pessoa — mesmo que você se diminua a si mesmo para sempre. Se seu desenvolvimento saudável for encarado por alguém como algo que magoa — isto aí terá que ser problema dessa mesma pessoa.

O mais elevado amor que uma pessoa pode ter por você é desejar que você evolua a ponto de se tornar a melhor pessoa que possa ser. Ninguém é dono de você, qualquer que seja o seu relacionamento. Você não está neste mundo para realizar os sonhos irrealizados de algum pai ou mãe frustrado, ou para proteger outra pessoa que não queira se defrontar com a realidade dela mesma ou do mundo. Você está neste mundo para se desenvolver e crescer, para dar o seu quinhão para tornar o mundo exterior um lugar melhor para se viver, para fazer com que o mundo imediato, isto é, que o circunda, no qual você vive, seja tão franco e verdadeiro para com seus sentimentos quanto possa. É claro que é preciso fazer concessões mútuas com os recursos de dinheiro e tempo, mas espera-se que o objetivo de sua vida não mude substancialmente nem que dele você se desvie. Se isto acontecer, não importa com quanta tenacidade você o tente, sua vida será somente uma desculpa para a verdade do que você é; sua contribuição para aqueles que você ama será limitada pela falta de verdade, e você estará na amargurada estrada da raiva profunda, e da sócia dela no assassínio de seu sonho — a culpa.

Não é preciso que isto aconteça. Não deixe que aconteça. Espero que alguma coisa do que você encontrou nestas páginas seja útil para que você veja que não é necessário que aconteça.

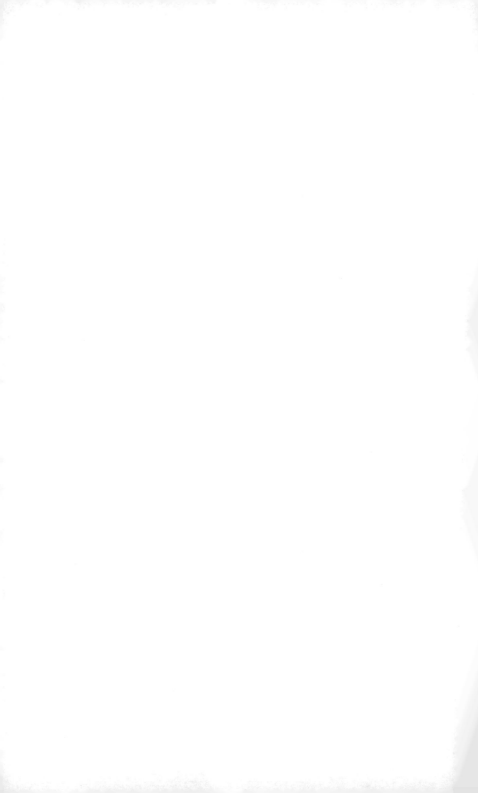

CAPÍTULO SEIS

DEPRESSÃO

Depressão é o sentimento de estar "esquisito", infeliz, melancólico, "na fossa". Como a culpa, a depressão ocorre quando a raiva fica recolhida e voltada para o interior de nós mesmos. Neste caso, a raiva se torna rancor e começa a roubar da vida o seu significado. Para que o mundo de alguém seja um lugar habitável, gasta-se energia, e a pessoa deprimida tem pouca energia para investir.

Obviamente, quando uma pessoa deprimida e uma pessoa feliz olham para a mesma paisagem de outono, elas estão reagindo ao mesmo mundo externo. Admitindo-se que seus sentidos estão intatos, as impressões sensoriais que elas recebem são, em grande parte, as mesmas. No entanto, há uma grande diferença no mundo que cada qual, ao final, experimenta. A pessoa feliz olha para a paisagem e vê nela uma reflexão de seus bons sentimentos. A pessoa deprimida só faz achar razões adicionais para estar deprimida, na medida em que evoca pessoas agora ausentes, seu vazio interior, sua indignidade, e pior de tudo, o contraste entre sua tristeza interior e o mundo brilhante em torno dela.

Nosso estado de espírito colore o mundo e modela nossa realidade.

Na depressão, a energia parece voltada contra o

eu. A pessoa deprimida, ao invés de permitir que seus sentimentos fluam naturalmente, julga cada sentimento de raiva como prova de sua indignidade e reluta em manifestar qualquer raiva. Mesmo assim, ela muitas vezes se mostra raivosa, à medida que suas sobrecarregadas defesas permitem que pedacinhos de raiva despontem aqui e acolá.

Se bem que as pessoas deprimidas freqüentemente se sintam tristes, a depressão difere da tristeza. Tristeza é o sentimento de esgotamento que se segue à mágoa ou à perda. Quando as pessoas se sentem tristes e perguntam a si mesmas: "O que foi que perdi?" ou "Como foi que fiquei magoado?", normalmente, surgem com uma resposta que faz sentido. Elas podem manifestar sua raiva para com a sua mágoa e dor por causa de sua perda. A raiva dessas pessoas ainda não foi sepultada e se a mágoa for aceita com franqueza, sua tristeza, usualmente, desaparecerá.

Quando as pessoas ficam tristes por muito tempo, sem compreender o que é que sua mágoa significa, perdem contato, freqüentemente, com o acontecimento que causou a tristeza. O resultado é a depressão. A tristeza simplesmente fica por lá, nutrida por uma profunda reserva de raiva e rancor. Elas se sentem indignas. As pessoas deprimidas estão sempre lutando para conter sua raiva, e o ato de se conterem as despoja de energias e pode fazer com que se sintam doentes. Mesmo considerando-se que a tristeza e a depressão podem às vezes parecer a mesma coisa num dado momento, elas não o são. A tristeza da vida cotidiana se dissipa. A tristeza na depressão, por outro lado, é apanhada numa armadilha. Deixada sozinha, cresce. A tristeza, não. A tristeza é uma fase passageira no fluxo natural dos sentimentos. A depressão é uma ruptura no fluxo dos sentimentos.

Para compreender uma determinada depressão, você precisa saber quais os sentimentos que realmente estão em jogo. A tristeza parece razoável, comparada com o que foi perdido, ou cresceu desproporcionalmente? Se os sentimentos depressivos ajustarem-se à perda, você pode se recuperar identificando a perda, liberando a raiva, e fazendo as correções adequadas, quando necessário. Isto é depressão sem rodeios, do tipo que reage bem ao abrir-se com amigos ou simplesmente a gente se sentando e compondo calmamente nossos sentimentos com os eventos que os originaram. Infelizmente, muito da depressão não é tão claro assim. Assinalar os acontecimentos que causaram a mágoa inicial raramente basta para anular uma severa depressão. Quando você volta a raiva contra si mesmo, o rancor contra si mesmo cresce desproporcionalmente à realidade, fazendo com que se ponha numa atitude de isolamento defensivo. (Esta atitude de se pôr em guarda nem sempre é totalmente ruim — é um indício de que a pessoa pelo menos reconhece que há algo de errado e pode ser capaz de dar os passos necessários à correção disso. Tais pessoas deprimidas, freqüentemente, parecem melhorar em silêncio. Ocultando de você seus pensamentos, elas também guardam o progresso de sua recuperação; a defensividade delas muitas vezes as faz inacessíveis às palavras.)

As pessoas fortemente deprimidas, às vezes, podem ser atingidas trabalhando-se com seus sentimentos de culpa, dado que a culpa é, freqüentemente, o mais acessível de seus sentimentos. Num experimento de hospital, um grupo de pacientes deprimidos foi encaminhado à terapia ocupacional durante oito horas por dia, cinco dias por semana. A cada paciente foi dada uma cesta contendo várias centenas de pequeninas contas coloridas, algumas cestas menores e um par de pequenas pinças. Os pacientes foram instruídos para classificar as contas por cor e colocá-las nas cestas menores. Era extremamente tedioso e não podia ser completa num dia só. Ao fim de cada dia, entretanto, o terapeuta ocupacional examinava o trabalho de cada paciente, despejava as contas cuidadosamente separadas no cesto maior, e dizia ao paciente para voltar no dia seguinte e pôr mãos à obra.

Visto que estes pacientes não eram comunicativos e não podiam ser atingidos pelos métodos usuais de psicoterapia, jamais se discutia algo sobre os problemas dos pacientes. Não obstante, eles mostravam uma marcante melhora. Aparentemente, o método funcionava porque — de uma certa maneira — tais pacientes sentiam que estavam sendo punidos por suas "más ações" e que estavam sendo autorizados a fazer uma indenização por seus "descaminhos". Era-lhes dada uma oportunidade de se livrarem de seus sentimentos de culpa, afastando deles sua raiva e dirigindo-a contra um alvo mais seguro. No decorrer do processo, gradualmente, a culpa se dissipava.

A necessidade de punição na depressão — ao menos, a chance de desfazer a mágoa que algumas pessoas deprimidas acreditam ter feito às outras — parece ser uma parte importante da cura. Freqüentemente, quando pacientes severamente deprimidos começam a melhorar, voluntariamente assumem trabalhos subalternos, tais como a limpeza de soalhos e latrinas. Esta espécie de comportamento — num hospital, ou fora dele — parece fornecer uma combinação, que funciona, de autopunição e de dirigir a raiva e a energia para fora, de uma maneira aceitável — ambas ao mesmo tempo.

Na verdade, dirigir a energia para fora é o primeiro passo para romper o ciclo — que a si mesmo se perpetua — de depressão. A pessoa que se sente deprimida pouca inclinação pode ter para sair e, simplesmente, fazer alguma coisa. Estar deprimido é algo que consome uma enorme quantidade de energia. O melhor início podem ser atividades isoladas, tais como desenho, costura, jardinagem, consertos feitos pela própria pessoa, limpeza de porões, sótãos e banheiros. Tudo isto oferece um canal para fora de si mesmo sem a pressão da socialização. Às vezes, refazer um diário é uma maneira útil de distinguir os eventos que conduziram à presente dificuldade. Também é útil elaborar um esquema das atividades diárias e tentar cumpri-lo o mais possível, de forma que cada dia tenha uma oportunidade de trazer algo de positivo e recompensador. Não é preciso que você esteja no topo do mundo para dominar trabalhos de rotina, e eles podem ajudar você a sair do fundo do poço.

Todo mundo já experimentou sentimentos de tristeza e a maioria de nós já se sentiu deprimida uma ou outra vez em nossas vidas. Estar deprimido é sentir-se sem vida, inibido e exaurido. As funções corporais diminuem de ritmo. Amiúde, as pessoas deprimidas passam mal do estômago e têm o sono perturbado. É característico delas acordarem bem cedinho — e não serem capazes de pegar no sono de novo. Também acham difícil adormecer e são desassossegadas, pois acordam facilmente, e o sono não as faz repousar. O sono, com freqüência, é interrompido por sonhos perturbadores, em que sentimentos aprisionados buscam expressão.

A pessoa deprimida parece atormentada, desesperada para refrear sua raiva e o ódio que sente por si mesma. Tolerar este estado por muito tempo é exaustivo. As defesas são gastas e nos piores casos a energia não pára, de modo nenhum, de fluir para o exterior. Quando as pessoas se sentem incapazes de conter sua raiva e acreditam que as coisas não melhorarão, podem voltar sua raiva contra si mesmas, numa tentativa final de terminarem seu sofrimento — quer como um grito pedindo ajuda, quer como uma tentativa real de acabarem com a vida.

Mas uma depressão não deixa de ter seu lado positivo. Mesmo sendo uma depressão dolorosa de suportar, ela também pode diminuir defesas que estejam sendo muito rígidas ou muito obscuras, e permitindo à pessoa uma visão mais clara, menos distorcida,

113

de si mesma. Durante uma depressão, freqüentemente, as pessoas começam a se compreender a si mesmas pela primeira vez e podem ser postas em contato com outros sentimentos auto-reveladores. Na depressão, a pessoa tem o senso de ter perdido alguma coisa de muito importante, da qual — anteriormente — ela não estava consciente. A pessoa pode sentir que já perdeu tanto que não tem mais nada a perder sendo honesta consigo mesma e reexaminando o que ela acha ser importante em sua vida. Uma depressão, se acompanhada por esta espécie de nova consciência, pode ser o ponto de inflexão para alguém que, anteriormente, era mal organizado e incapaz de achar uma direção. O colapso das defesas pode ajudar a pessoa a reformular sua vida, achar coragem para desafiar o que antes pensava que fosse tão importante. — "Se eu supunha que o que tinha era tão importante para mim, por que eu não era feliz?" A pessoa pode se dar conta de que ainda há tempo para mudar. Muitas pessoas param — finalmente — de se fiar na vida, depois de superarem uma depressão.

Dificilmente se recomendaria ficar deprimido como a maneira ideal de descobrir como realmente somos, mas ignorar as realidades sobre você próprio que são reveladas quando suas defesas estão por baixo, é perder uma valiosa oportunidade para se desenvolver. Pior: a velha raiva com relação à perda permanece enjaulada, sem solução, e tudo que você sofreu foi por nada. Afinal de contas, não há uma virtude inerente à dor. Ela precisa ser usada.

Sentimentos depressivos não resolvidos podem começar a interferir na capacidade de trabalhar ou viver da pessoa. Quando a dor é grande demais, a visão interior muitas vezes é escassa. É necessária ajuda. Existem várias espécies de tratamento disponíveis, cada qual com seus próprios méritos e desvantagens. O método usado depende do tipo e da severidade da

114

desordem e deve ser aplicado sob os cuidados de um profissional.

O tratamento da depressão por psicoterapia implica em ajudar a pessoa a liberar sua raiva reprimida e impedir que essa mesma raiva se amplie. Muitas vezes, o terapeuta desempenha o papel de uma pessoa "segura", com a qual o paciente pode ficar zangado sem aumentar seu sentimento de culpa.

O eletrochoque é uma forma física de terapia. Ele cria uma amnésia parcial que fortalece as defesas de negação com as quais a pessoa deprimida tentou — sem sucesso — reprimir sua raiva. Este "desmemoriamento" artificialmente induzido ajuda a suprimir a raiva e a culpa que o paciente foi incapaz de negar. Pode ajudar o paciente com depressão psicótica a se sentir melhor momentaneamente, mas deixa-o com menos de si mesmo com que trabalhar devido à perda parcial de memória. Freqüentemente, quando os efeitos do eletrochoque se dissipam, o paciente fica de novo deprimido. A terapia de eletrochoque também pode tornar mais difícil para a psicoterapia continuar trabalhando, visto que interfere na capacidade da pessoa de recordar e resolver sentimentos dolorosos.

Como a psicoterapia e o eletrochoque, o tratamento da depressão com medicação antidepressiva é em parte eficaz e funciona com alguns pacientes e com outros não. A eficácia dos antidepressivos, amiúde, é psicológica — começando com o médico. Elas propiciam ao médico alguma coisa de tangível com que tratar um paciente; daí que ele, por conseguinte, tende a planejar uma atitude mais confiante, a qual, por sua vez, pode ajudar o paciente a acreditar nele. Hoje em dia, porém, a verdade é que se ministra uma quantidade excessiva de drogas.

Um medicamento antidepressivo, a Imipramine, demonstrou aumentar a quantidade de raiva manifestada nos sonhos do paciente, a qual, depois, gradualmente diminui, conforme o paciente melhora. O que sugere que parte da melhora alcançada com este medicamento se deve ao exaurimento — mediante sonhos — do tanque de raiva que estava alimentando a culpa e a depressão do paciente. A Clordiazepoxide, um tranqüilizante largamente empregado, parece aumentar a ansiedade manifestada nos sonhos dos pacientes — sonhos que, desta maneira, aparentemente permitem que o paciente exprima seus sentimentos, que seriam proibidos em outro lugar.

Geralmente, tanto os médicos como os pacientes apóiam-se demasiado na medicina e na tecnologia e muito pouco no humano e na compreensão de como os sentimentos atuam. Conforme já mencionamos, na depressão, ir até as profundezas de seus sentimentos e ver o seu mundo interior como ele é, poderá permitir a você tomar decisões que você seria totalmente incapaz de tomar, antes. As pessoas que se recuperaram da depressão muitas vezes são capazes de dizer: "Fui punido o bastante por meus próprios sentimentos; chegou a hora de fazer alguma coisa por mim mesmo. Sei o que está fazendo de mim um angustiado e sei que não posso continuar vivendo minha vida da maneira como tem sido. Isto faria de mim um impostor, um simulador. Não quero passar o resto de minha vida fingindo que deveria ser feliz cumprindo os desejos que outra pessoa formulou por mim. Não quero gastar o resto de minha vida tentando corrigir os erros incorrigíveis de meu passado. Quero viver minha própria vida".

As pessoas têm pensamentos desse tipo o tempo todo, mas muitas vezes sentem-se demasiado culpadas para darem um passo positivo com vistas aos seus melhores interesses. A depressão pode nos fazer ver que somos responsáveis por nossas próprias vidas e que precisamos nos incumbir de nós mesmos realizarmos essa vida. Ninguém fará isto por nós. Se não nos cuidarmos primeiro, seremos inúteis para nós e para os outros.

Muitas vezes, os adolescentes se sentem deprimidos

porque — como sugerimos mais atrás — a opinião que eles têm de si mesmos está constantemente em mudança e continuamente eles sofrem de carência de estima por si mesmos. Mas essas carências também podem se tornar o ponto de reorganização para o crescimento e para corrigirem seus enganos — para abandonarem maneiras artificiais e infantis de agirem apenas para serem um entre os meninos ou as meninas, às custas de serem eles mesmos.

Num certo sentido, uma depressão faz com que sejamos adolescentes uma vez mais. Uma depressão nos diz que há algo de errado na maneira como nos relacionamos com o mundo, que há algo de errado na maneira como conduzimos nossa vida. A dor da depressão muitas vezes torna possível um novo crescimento e faz com que se abandone o sacrifício desnecessário pelos outros.

É doloroso você não ser o melhor de si mesmo. Aceitar a responsabilidade por seus próprios sentimentos e decidir descobrir o que há de melhor em você é o melhor legado de uma depressão.

Ser o melhor de si mesmo significa você tornar-se honesto com os seus sentimentos. Significa que você abandona a expectativa de ser perfeito e, portanto, a necessidade de ocultar o que sente, porque o que você sente é você.

Ser o melhor de si mesmo significa que aquela inimitável mistura de sentimentos que é você é a melhor maneira possível que se pode assumir, não importa o que estes sentimentos venham a ser.

É melhor aceitar uma depressão como uma prova de que você é real, e de que você se importa. Aceite que você é fundamentalmente bom, mesmo que às vezes você duvide e, além disso, possa oferecer provas para apoiar sua opinião. O problema não está em você ser mau, mas em você sentir que é mau e que este preconceito contra si mesmo fez com que você se perdesse em sua culpa.

Arranje coragem para crescer de novo.

CAPÍTULO SETE

COMO SE LIVRAR DA DÍVIDA EMOCIONAL E TORNAR-SE ABERTO

Uma vez que você tenha aprendido a compreender seus sentimentos e ser aberto e honesto no expressá-los, você poderá ficar livre das dívidas emocionais de seu passado e aclarar cada vez mais sua percepção do mundo. Uma vez livre da necessidade de deturpar, e uma vez que você não tenha expectativas preconceituosas sobre a realidade, a vida se tornará menos complicada. O momento presente — agora — parece se prolongar à medida que você fica cada vez mais disponível para si mesmo e para as pessoas com as quais você se preocupa. A vida se torna mais plena porque é mais experimentada. Enquanto antes você evitava a dor e desligava parte do mundo para reprimi-lo, agora você é livre para sentir todas as suas mágoas e perdas, pô-las em ordem, e movimentar-se para o momento seguinte da vida com um mínimo de bagagem do passado. Mais importante ainda é que — uma vez livre do débito emocional — você mergulha dentro de si mesmo, no real conhecimento de si mesmo. É mais fácil tomar decisões que atendam melhor aos seus interesses, modelar a sua vida, de forma que ela lhe permita a maior oportunidade para atingir seu pleno potencial. Sem honestidade na aceitação de seus sentimentos, seguida pela compreensão deles, nada disto seria possível.

De tempos em tempos, todos nós assumimos alguma dívida emocional. A dívida emocional é uma condição de desequilíbrio na qual os sentimentos — em vez de serem expressos — são presos numa armadilha. Já salientei que impedir que os sentimentos se manifestem naturalmente nos faz usar defesas e exaure energias. Quanto mais os sentimentos são reprimidos, menos energia você tem para ser você mesmo, menos liberto você se torna. Só está em dívida emocional quer — eventualmente — os seus sentimentos escapem na direção errada, quer suas defesas se tornem tão rígidas que você não possa interagir espontaneamente. O seu mundo parecerá desvairado ou cheio, fora de controle ou sem alegria. Será uma projeção de seu passado trancafiado — não do seu presente que parte. Será uma distorção.

Livrar-se do débito emocional é menos complicado do que parece. Permanecemos prisioneiros de sentimentos não manifestados de nosso passado, em parte porque temos receio de exprimir esses sentimentos, e em parte porque não compreendemos como os sentimentos atuam. Se você puder compreender como os sentimentos fluem em relação a uma perda — e a esta altura acredito que você possa — e se for capaz de aceitar sua raiva por ser magoado, você já está na estrada principal para se safar da dívida emocional. Em primeiro lugar, quando a mágoa e a raiva não são manifestadas com honestidade, a dívida emocional é acumulada.

O primeiro passo para você se livrar da dívida emocional é se permitir a si mesmo sentir qualquer coisa que você queira sentir, sem fazer um julgamento de valor. Não *tente* sentir; simplesmente, *sinta*. Não tenha medo de sentir, pensando que mostrar uma determinada emoção o exibirá sob luz desfavorável. Os seus sentimentos muito lhe podem dizer sobre o mundo e sobre você mesmo, mas eles não devem ser considerados evidência para provar seu valor. Não é simplesmente porque você tem sentimentos de raiva que você será uma pessoa "ruim", assim como sentimentos altruístas não fazem de você, necessariamente, uma "boa" pessoa.

Para se livrar da dívida emocional, você precisa se aceitar a si mesmo, o que há de humano em você, incluindo defeitos. Você precisa aceitar a idéia de que — mesmo sendo você imperfeito como é — ainda assim é digno de consideração e que você e seus sentimentos têm importância. Você tem que se responsabilizar por seus sentimentos e aprender a se amar o bastante para atuar sobre eles. Isto significa que se você sentir alguma coisa, você tem que ter a coragem de manifestá-la. Como você poderá se desenvolver, se não admitir seus próprios sentimentos e assumir a responsabilidade por eles?! Você não pode firmar em si sentimentos que você não admite.

Deixar os sentimentos extravasarem pode, com certeza, ser aterrorizador, pois é na arena dos sentimentos que as pessoas tendem a se sentir menos no controle das coisas e, pois, mais temerosas. É também no ponto em que rejeitamos nossos próprios sentimentos que erguemos nossas defesas, e se permitirmos que elas fiquem entrincheiradas, elas erguerão uma muralha entre nós e nossos sentimentos. Quando estamos demasiado distantes de nossos sentimentos, então qualquer sentimento que conseguir escapar, não importa quão pequeno ou comum ele seja, terá a capacidade de nos desequilibrar, de nos confundir e — até — de nos imobilizar. As pessoas que se "super-autoprotegem" de seus próprios sentimentos, gastam toda a sua energia... apenas para ficarem intactas. Elas têm pavor de *sentir* — seja lá o que for. Já é bastante duro para elas se levantarem de manhã. A tendência é possuírem mais medo de seus sentimentos do que dos acontecimentos que os motivaram, de forma que pouco fazem para resolver seus problemas. Em vez disso, desperdiçam suas energias tentando convencer os outros de que não estão receosas, nem magoadas, nem zangadas, nem tristes: "Não, sério... estou muito bem... Lógico que estou bem... quem foi que disse que eu pareço triste?... O que é que você quer dizer?... deixe-me em paz, *por favor*..." Se tais pessoas pelo menos permitissem a si mesmas começarem a exprimir sua mágoa ou sua raiva tais como as sentem, aquela montanha acumulada de problemas seria reduzida, assim como a atitude defensiva e de cansaço que a acompanham.

As pessoas assoberbadas com emoções contidas, geralmente vivem num cansaço contínuo, dissimulando que estão fazendo alguma coisa que pensam ser inaceitável. A vida emocional destas pessoas é tão vigiada que elas não vêem o mundo tal como ele é. Elas pensam que é o mundo lá fora que as deixa tão tensas e nervosas, quando na verdade o problema se origina dentro delas — onde, na medida em que permanece não reconhecido —, também continua sem alívio.

Para se livrar da dívida emocional, é preciso que você acredite que nem você nem o mundo fracassarão se você der expressão a seus sentimentos — é raro o exprimir os sentimentos adequadamente conduzir a uma perda de controle. Ficar zangado e chorar, por exemplo, não é perder o controle mas, simplesmente, exprimir intensos sentimentos. Algumas pessoas não acham que seja "bonito" ter sentimentos tão fortes. Semelhante noção do que seja bonito é, em si mesma, sufocante. O próprio medo de perder o controle, comumente, pode provir da negação da necessidade de extravasar os sentimentos. Os sentimentos encurralados só contribuem para desencadear discussões, explosões e exagerar desproporcionalmente as mágoas. E tudo isso tende a dar à pessoa inibida a impressão de que perdeu o controle — o que, num certo sentido, com suas luzes, ela controla. A sensação de estarem manifestando *quaisquer* sentimentos, de certa forma atravessando a linha Maginot de defesas, vem como uma surpresa e tende a desalentar a pessoa. "Meu Deus... o que é que está acontecendo comigo...", pode ser sua reação aterrorizada. A resposta, certamente, é... "Nada, tirando o que vem por si mesmo". Sim, a resposta pode ser fácil, mas para uma pessoa assim não é fácil aceitá-la. São necessárias simpatia e compreensão. Livrar-se da dívida emocional e permanecer aberto — são os objetivos de todos os que querem se libertar do fardo deformante das expectativas irreais nascidas em seu passado. Não importa quão terrível a sua vida passada tenha sido, ou quão rígida tenha sido a sua formação, existe muita base para ter esperança de desenvolvimento se você puder aprender a aceitar seus sentimentos e parar de pedir desculpas por causa deles. Se você nem mesmo pode ter a liberdade de sentir, você está em servidão, independentemente da liberdade da sociedade em que você vive. Em qualquer lugar ou ocasião, os sentimentos são os senhores da situação. Seja lá qual for a pessoa que o considere inaceitável porque você manifesta seus sentimentos, ela é alguém que não quer que você seja real — provavelmente você pode viver sem ela.

A conseqüência feliz de se livrar de emoções penosas é tornar-se aberto. Para ser aberto, você precisa compreender o que sente, saber de onde vem o sentimento, e ser capaz de expressar esse sentimento a quem for conveniente. Na resolução de problemas, agora, você pode se apoiar em seus sentimentos para indicar a direção certa. O intelecto e sua ferramenta, a lógica, podem se extraviar. Eles precisam da colaboração ativa de seus sentimentos para impedir que alterem a realidade para se adaptarem a falsas necessidades. Os sentimentos contam a verdade. Quando você é aberto, as necessidades ainda existem, mas você percebe-as claramente por ser aberto a seus sentimentos, que definem e interpretam essas necessidades.

Ser aberto é estar em contínuo contato com o mundo em torno de você através dos seus sentimentos. Você está continuamente se erguendo a um nível mais elevado, mas desimpedido de percepção do mundo, com uma visão que é cada vez menos defensiva. À medida que você se abre, menos depende do que os outros dizem e mais de seu próprio senso do mundo — do que os seus sentimentos dizem. Quando você é aberto, é menos ansioso. Você só precisa parar e perguntar: O que é que eu tenho medo de perder? O que é que está me ameaçando agora? Como poderei ser magoado? Estou em alguma espécie de perigo? Estou com medo de aceitar alguma parte de mim mesmo? Estou com medo de assumir responsabilidade de fazer alguma coisa que magoe outra pessoa? Estou com receio de receber e agüentar crítica por algum ato ou palavra por causa do sentimento de culpa? À medida que você indaga, compreendendo os relevantes sentimentos e como eles atuam, e livre do peso da dívida emocional, você poderá responder quase que automaticamente às suas perguntas, para solucionar sua ansiedade — as mais freqüentemente perguntadas, mais fácil e automaticamente respondidas. Se você exercita seus músculos, eles ficam fortalecidos e se comportarão mais eficientemente. Se você exercita sua mente em problemas difíceis, você também estará fazendo dela uma ferramenta mais eficiente. De maneira semelhante, se seus sentimentos estão operando livremente, sua saúde emocional, seu bem-estar e seu desenvolvimento pessoal terão de reagir a esta abertura.

Esta voz de seus sentimentos internos fala por aquele seu eu que maior chance tem de fazer de sua vida um sucesso com o mínimo de desperdício de esforço. Você não precisa criar esta pessoa porque você já é essa pessoa. São apenas as suas defesas que se interpõem no caminho da expressão do mais elevado eu em você. Uma vez expresso, ele pode ser refinado e modelado posteriormente, mas ele ou está — ou não está lá — desde o início.

Verdadeiramente, não há grandes mistérios na

vida, apenas portas abertas para explorar cada passo em seu desenvolvimento. Cada novo passo é dado com um pouco de dor. Assim como é preciso um pouco de energia para bloquear uma emoção, a liberação também consome energia de uma emoção. Mesmo que você saiba o que é que está bloqueando seu progresso, não poderá se desenvolver enquanto não abandonar as defesas que estão segurando você no lugar. O abandono das defesas permite que você se veja tal como é. Isto pode ser assustador, mas é necessário se você realmente quer se movimentar, dando o passo seguinte. Dá-se cada passo provando aberta e honestamente os sentimentos que anteriormente estavam encobertos.

O caminho para descobrir a verdade principia com o ser honesto com os seus sentimentos. Ser honesto significa declarar a mais elevada verdade como você a vê, sem desculpas ou defesas, sem fingimentos ou restrições. Bombardear as outras pessoas com revelações dolorosas sobre elas próprias pode ser dizer a "verdade", mas apenas uma parte restrita dela. A maior verdade pode ser, apenas, elemento de mágoa, fundamentado num sentimento de raiva que você pode não estar exprimindo adequadamente. E a maior honestidade está em procurar para além de suas próprias distorções, sem ilusões.

Sentimentos sem franqueza são defesas
Sem franqueza, o mundo é uma ilusão
Sem franqueza, a memória é só uma fantasia
O tempo, sem franqueza, nunca pode ser agora
O espaço, sem franqueza, nunca pode ser aqui
O amor, sem franqueza, é possessividade.

Sem franqueza, não há um real crescimento
Sem franqueza, não há liberdade
Sem franqueza, não há esperança
Sem franqueza, não há nada de real
Sem franqueza, não há nada.

Quando as pessoas se tornam honestas, elas podem começar a experimentar a mesma realidade. Quando duas pessoas partilham a mesma realidade, elas não só dão validade às suas vidas individuais, mas à própria vida. Com honestidade cresce não só nosso próprio senso de realidade, mas também nossa força e a aceitação de nós mesmos, reforçados por outros que se acham na mesma jornada. A jornada principia da mesma maneira para todos nós, a gente se perguntando com tanta honestidade quanto possível, simultaneamente com um novo entendimento: "O que é que sinto? De onde está vindo este sentimento? Ele é familiar? De que maneira? Quando foi que ele ocorreu, antes? Que acontecimento está ligado a ele? Esse acontecimento é uma ameaça de perda, uma verdadeira perda, ou uma mágoa, ou algum outro sentimento?" Agora você sabe que o sentimento de ansiedade, normalmente, está ligado à ameaça de uma perda, que às vezes a simples evocação de uma antiga perda pode recriar a antiga ansiedade. Normalmente, isto significa que você ainda não aceitou completamente a perda e que a sua ansiedade não pode ser aplacada enquanto a perda não for totalmente aceita e seu pesar não tiver "autorização" para subir à superfície. Você sabe também que se o acontecimento trazido à lembrança implicar em mágoa, o sentimento bloqueado é quase sempre raiva. Permitir que a raiva extravase é a maneira de desafogar o persistente sentimento de mágoa. E se o acontecimento doloroso envolver muita raiva, é provável que haja reminiscências tanto de mágoa como de culpa, em função da raiva. Uma vez mais, a maneira de desafogar os sentimentos é aceitar a perda e a mágoa, e exprimir a mágoa.

Não há mística neste método. Qualquer pessoa sensível e normal pode usá-lo, e o quociente de inteligência não é o fator determinante — na verdade, se fosse, estaríamos em considerável dificuldade. Quantas vezes você ou um amigo não se sentaram para equacionar um problema e se levantaram "em branco", vazios? Com o mesmo desconforto de antes? Só quando permitimos que nossos sentimentos — nosso sexto sentido — atuem, e só quando somos capazes de prestar significativa atenção para eles, é que o desconforto diminui e estamos em condições de nos voltarmos para nossas vidas com eficiência e prazer renovados. Quando nos sentimos desconfortavelmente do ponto de vista emocional, no mínimo é provável que funcionemos com o que há de melhor em nós mesmos, independentemente de nossa inteligência. Nada disso, é claro, é para sugerir alguma espécie de desatenção intelectual. Aí está para ressaltar, mais uma vez, que pensar num problema sem senti-lo completamente é, na melhor das hipóteses, alcançar uma solução parcial, temporária e superficial. O problema está em saber o que é que funciona.

À medida que se torna aberto, você também se torna muito mais consciente da sua assim chamada intuição. Você pode "detectar" mais coisas a respeito de outras pessoas porque pode receber o que vem delas para você, sem distorcer o que vem dos outros com suas defesas. Veja por si mesmo como isto pode funcionar tentando o seguinte exercício. Sente-se quietamente por cinco minutos, sozinho num quarto, com seus olhos fechados e desentulhe sua mente de imagens e pensamentos anteriores. Deixe que ela se esvazie. Concentre-se nas imagens atrás de seus olhos. Consiga com que entre no aposento uma segunda pessoa, sem falar. Abra seus olhos. Você experimentará um "senso" de outra pessoa percebendo sua presença como uma mudança sutil em seus sentimentos.

Tal percepção acontece toda vez que duas pessoas se encontram, quer elas notem, quer não. Resulta da interação da energia de duas pessoas, cada qual com sua particular força e qualidade. Você poderá notar um vago senso de calor ou frieza, de poder ou vulnerabilidade. A mudança que você percebe é a "aura" emocional da outra pessoa. Ela varia e muda, numa pessoa, assim como seus sentimentos o fazem. A aura de uma pessoa diz algo de importante sobre ela. Não há nada de especialmente novo sobre este fenômeno. Todo mundo já se sentiu, por exemplo, ameaçado num certo ponto pela simples presença de uma pessoa ameaçadora, mesmo quando ela não diz nada. Não há nada de especialmente místico nisto. Estamos falando do equipamento que se acha dentro de todo ser humano. Não dependemos de treinamento oculto para percebê-lo. Dependemos de nós mesmos, de progredirmos no sentido de nosso potencial total como alguém que tem sentimentos e, portanto, como alguém que conhece.

Se você pratica o sentir desta maneira, você pode aprender a desenvolver sua percepção e intuição até um alto grau de consciência. Quando você aprender a perceber coisas nos outros, você também aprenderá a perceber mais coisas em si mesmo, e também aprenderá a perceber mais coisas nos outros. Sentimentos dos quais inicialmente você não tinha consciência, são enfraquecidos. Quando você aprender a estar neste lugar, em que o intelecto e os sentimentos se encontram, você desfrutará da constante ação recíproca que eles se exercerão. Torna-se mais fácil dizer o que é real. Sua capacidade para tanto, assim como em qualquer outra arte, se aprimora e se aguça com a prática.

Quando aprender a perceber neste sentido, você estará em contato com uma nova fonte de sabedoria — na verdade, sua própria experiência, agora tornada disponível. Você se torna um instrumento de confiança pelo qual pode medir os dados que chegam do mundo exterior. Quando alguma coisa fizer com que você se sinta inseguro, provavelmente, você estará certo de assim se sentir e só precisaria dizer "Não tenho certeza", e pedirá a alguém que lhe dê uma explicação, ou solicitará tempo adicional para considerar seja qual for a situação ou a afirmação. Se o que alguém lhe disser soar como uma desculpa, uma defesa ou parecer real ou honesto, diga-o diretamente. Se outra pessoa o estiver pressionando para alguma coisa, diga-lhe que é assim que encara o fato. É provável que você consiga pelo menos uma boa resposta ou uma resposta real da pessoa, porque sua interpretação de seu comportamento é exata e ela o saberá, quer queira admiti-lo, quer não. Você lhe dá retroalimentação, deixa-a conhecer o efeito do comportamento dela sobre o seu e abre caminho para um diálogo, começando por perguntar por que é que a outra pessoa está pressionando você, por que não permite que você ande no seu próprio passo. Já não se trata mais de ataque — reação — ataque, mas de uma troca baseada na exata percepção que você tem da realidade — percepção que você dominou pelo fato de estar aberto aos seus sentimentos e aos da outra pessoa. Não é preciso que você prove o que sente; você só precisa saber do que gosta e expressar-se.

É quase sempre autodecepcionante esconder de si mesmo a verdade do que você sente. A pessoa que pensa que há coisas sobre as quais ela não deve falar ou sentir faria bem em reexaminar por que se resguarda tanto. As pessoas devem falar sobre os sentimentos. Já é suficientemente mau ter uma conversa com alguém que não pode ou não quer dar a perceber o que pensa sobre você. Se vocês dois estão se esquivando de uma manifestação clara, o intercâmbio se torna artificial e bombástico. Seria o mesmo que dialogar com um cartão de computador. O problema é que geralmente estes sentimentos não manifestados vêm à superfície, de alguma forma, seja lá como for, em uma outra e menos apropriada ocasião, causando grande dano, confusão e, provavelmente, dando mais ensejo para que você fique numa posição defensiva.

Quando você é aberto, seus sentimentos dirigem e informam seu processo mental. Rapidamente eles alertam você quanto a uma situação em relação à qual você não tem o *sentimento* de que esteja certa. É então que você precisa ir mais devagar e perguntar: "O que é que está errado aqui?" Se possível, é útil partilhar sua reação com alguém mais. Você não é perfeito, ou infalível, mas se você se esforçou, através da compreensão, para ser aberto, você conseguiu uma base muito razoável para crer, na maioria das vezes, que sua opinião é bem nítida.

Quando você é aberto e alerta a cada pessoa, cada impressão produz seu pleno e singular impacto sobre a sua experiência e a sua consciência. Se você aprendeu como atuam os sentimentos, será capaz de compreender e utilizar o comportamento de outros — quer, por exemplo, estejam magoando você movidos pela raiva, ou tentando fazê-lo crer que você os magoou, de forma que podem evitar o próprio sentimento de culpa. Ser aberto também significa que sua energia sexual está livremente à sua disposição. Para a pessoa comum, certamente, isto é vital — a maioria de nós não pode existir no exaltado nível de sexo sublimado em grandes obras, que foi atribuído a alguns grandes artistas. Os problemas que se interpõem no caminho da expressão e do desfrutar a sexualidade raramente são especificadamente sexuais — todos eles são os problemas de manifestação de sentimentos que já foram discutidos. Se você se sentir bem em relação a si mesmo como pessoa, se for aberto e livre para com seus sentimentos, pouca dificuldade terá para desfrutar de uma vida sexual plena. Geralmente, os problemas técnicos são de pouca monta. Poucas coisas melhoram seu sentimento sexual e sua capacidade de desfrutar a vida sexual tanto como aperfeiçoar a maneira como você se sente em relação a si mesmo.

Este livro tentou ajudá-lo a responder a algumas perguntas fundamentais em sua vida:

Quem é você?

Como foi que você chegou até aqui?

Para onde você vai?

O caminho para o eu mais elevado de cada um de nós está pavimentado por sentimentos percebidos com honestidade e expressos sem rodeios, sem meias-palavras. Cada um de nós precisa tentar criar a melhor vida que podemos imaginar para nós mesmos, unindo as mais promissoras peças de nosso passado com nossa melhor compreensão de nosso passado e futuro.

Só você conhece o sonho que idealizou para si mesmo. Só você pode fazer com que ele aconteça. Só você conhece a pessoa que há dentro de você. Seu objetivo é deixar esta pessoa se revelar.

Para chegar a esta meta, você terá que se tornar tão aberto e franco quanto possivelmente puder para com seus sentimentos, permitindo que eles se soltem, responsabilizando-se por eles — por sua vida. Os sentimentos são a melhor e mais direta maneira de descobrir a verdadeira e real pessoa que há dentro de você. Durante a jornada, você se descobrirá se livrando da dívida emocional do passado. Você será capaz de ser você mesmo sem exageros e sem pedir desculpas.

No melhor sentido do termo, você terá chegado lá.

POSFÁCIO

A pessoa que não compreende os sentimentos subjacentes às suas ações, na verdade, não se compreende a si mesma, de modo nenhum. Passa sua vida presa a um mundo cheio de cantos escuros, onde forças silenciosas — fora de seu controle — influenciam suas ações e a dirigem. Nossos sentimentos definem a realidade mais diretamente e de modo mais complexo do que qualquer outra coisa. Nossos sentimentos definem o tempo: uma perda futura é encarada com receio. Uma perda passada é experimentada com raiva. Nossos sentimentos condensam o mundo e tornam-no mais acessível para nós. Sem sentimentos, o mundo é remoto.

A vida deve ser vivida no presente, porque é só no presente que somos capazes de exercer qualquer controle sobre nossas vidas. Não podemos mudar nosso passado, e o futuro está se formando continuamente no presente. Precisamos aprender a investir nossa energia no presente, onde ela nos trará mais benefícios. Se cuidarmos do presente com sinceridade, sem fingimentos ou desculpas, o futuro cuidará de si mesmo.

Todas as criações do gênio humano e todos os atos de piedade ao longo dos séculos, se bem que evidenciem suas premissas, não mudam o fato de que o homem está para sempre apegado a uma mente finita, num sistema infinito. Seu mais alto sentido, seu sentido criador, ainda que lhe tenha proporcionado algum indício de imortalidade, permitindo-lhe criar coisas cuja existência ultrapassa o homem, parece lhe ter oferecido pouco para achar um caminho para percorrer o vazio entre suas limitações intelectuais e as forças infinitas que nele atuam. Talvez esse vazio possa ser preenchido. Talvez ninguém possa, verdadeiramente, compreender o cosmo ou por que fomos feitos com consciência de nossa jornada nesse mesmo cosmo. Não obstante, estamos vivos porque sentimos a vida, e temos de cuidar de preservar os dons que nos tiverem sido concedidos.

Se não podemos entender o mundo maior, podemos concentrar nossa atenção no mundo interior, o mundo dos sentimentos, e lá estabelecer uma ordem e uma compreensão. Se podemos sentir e sermos nós mesmos e permitirmos que nossos sentimentos fluam para onde eles parecem naturalmente inclinados, nós nos sentiremos melhor — sendo o melhor de nós mesmos.

Talvez esta, afinal de contas, seja a melhor aspiração que podemos ter: sermos o melhor de nós mesmos. Na liberdade de sermos o melhor de nós mesmos, podemos permitir que os outros sejam tudo quanto quiserem ser. Assumimos a responsabilidade por nossas vidas, e atuamos sobre nossos sentimentos, fazendo o que para nós parece ser direito, tomando as decisões importantes em nossas vidas em função de nossos próprios interesses esclarecidos. Só depois que cada um de nós garante sua própria sobrevivência, que podemos com liberdade ajudar os outros de uma maneira não determinada por nossas próprias necessidades. Raramente se percebe cobiça nas pessoas que a si mesmas se completam.

Ser rico é não precisar de nada. É impossível adquirir tudo, se bem que algumas pessoas ainda o tentem; mas, lamentavelmente, pouquíssimas pessoas estão desejosas de assumir o risco de serem o melhor de si mesmas, para descobrirem quem realmente elas são e usarem seus sentimentos como o melhor guia nesta procura.

Cada um de nós tem o direito de levar a sério sua própria vida e descobrir qual o destino que a natureza nos reservou. Se todos seguissem as sugestões de sua "voz" interior, o mundo mudaria para muito melhor. Assim também — desconfio — mudaria o mundo exterior.

Se cada um de nós usasse seus sentimentos como guia para percorrer o caminho, para nos tornarmos o melhor de nós mesmos, pelo menos estaríamos no caminho da descoberta da realização em nossa própria vida, e o mundo maior começaria a ter sentido. A pessoa que não for compreensível para si mesma não pode esperar experimentar um mundo que tenha muito sentido.

Se cada pessoa seguisse seus sentimentos, encontraria a direção que realmente está procurando — sem dogma, culto, governo ou guru.

A luz que você está procurando é interior.

A luz é vida, é amor, é você.

Ache-a, nutra-a, partilhe-a.

Procurá-la é participar do infinito.

www.gruposummus.com.br